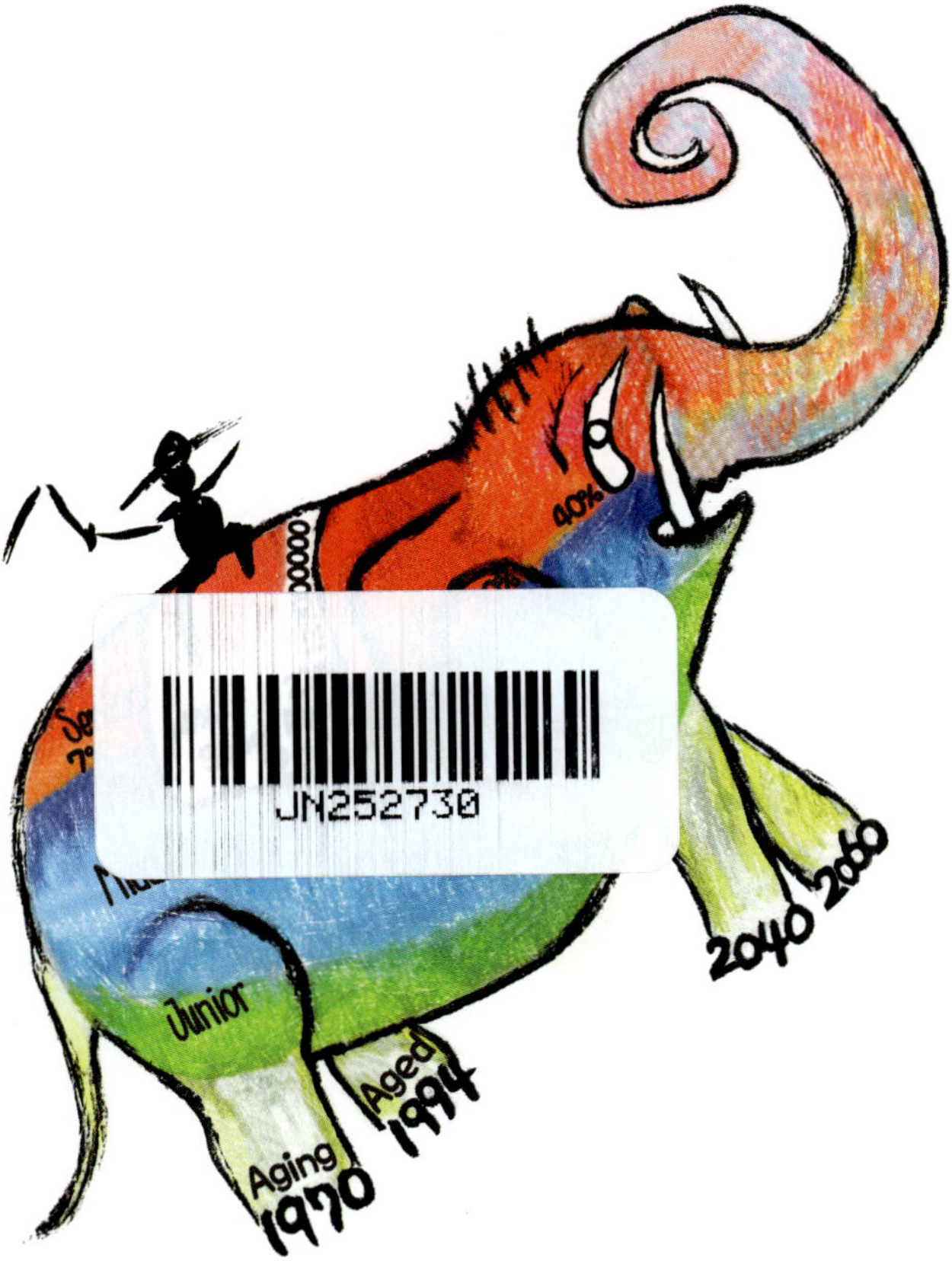

「百寿社会」を進む象　（デザイン・絵：伊藤 裕）

この象は、日本の人口動態を象徴して示しています。象の尻尾から頭に向かって時間が流れています。象の胴体の幅が、その時の日本の人口総数を表しており、2010年では１億2805万7352人でした。象の肌の色分けは、緑（Junior）が14歳以下、青（Middle）が15〜64歳、赤（Senior）が65歳以上人口の割合を示しています。日本は、1970年に高齢者（65歳以上）が人口の７％を超えて「高齢化社会（Aging）」となり、1994年に14%に達して「高齢社会（Aged）」となりました。そして2007年には21％を超えて、ついに「超高齢社会（Super-Aged）」に突入しました。今後、高齢者の総人口に占める割合はどんどん大きくなっていきますが（2040年には30%、2060年には40%）、象の胴体の幅（総人口）は先細っていきます。将来、象の鼻の部分に向けて私たちの社会はどうなっていくのでしょうか。

朝日新書
Asahi Shinsho 657

幸福寿命

ホルモンと腸内細菌が導く100年人生

伊藤　裕

朝日新聞出版

はじめに　100年人生時代と幸福寿命

「不老長寿」、一日でも長く生きたいという思いは古今東西を問わず、人々の切実な願いでした。そしてその実現を目指して、医学は今日まで目覚ましく進歩してきました。第二次世界大戦直後の1947年（昭和22年）、日本の男性の「平均寿命」は50歳、女性は54歳でしたが、2016年（平成28年）では、男性81歳、女性は87歳と飛躍的に延び、我が国は世界トップクラスの長寿国となっています。生物である以上「不死 immortal」──絶対に死なない──ことは、不可能であっても、「無死 amortal」──なかなか死なない──ことは、ある程度実現可能になってきています。

しかし、寝たきりや認知症の問題はどんどん深刻化し、要介護の方は、600万人を超えています。「健康寿命」とは、健康上の問題がない状態で、一人で社会的に独立して日常生活を送れる期間のことです。現在、平均寿命と健康寿命の間には、男性で約9年、女性で約13年の差があります。そして、困ったことに、この差は現在、一向に縮まりません。我々は、人の世話になって平均10年間ほどは生きないといけないのです。

死なないでいられる期間が平均寿命であり、これは「生命寿命」とも言い換えられます。私たちはただ単に生命寿命が延びればいいと思っているわけではありません。みんな、あくまで「元気で長生きしたい」「他人の面倒にならずに長生きしたい」ことを望んでいるはずです。健康長寿こそが、私たちの願いです。我が国で、100歳を超えて生きている方（百寿者）は、6万人を超え、その数はどんどん増えています。生き生きとして笑顔で日々を送っている百寿者の方がたくさんおられます。

最近の人口動向調査では、2007年に生まれたアメリカ、カナダ、イタリア、フランスの子供の50％は、少なくとも104歳まで生きると推定され、日本では半数の子供たちが107歳まで生きる見通しです。つまり今、我々の社会は「100年人生時代」に突入しています。2050年までには、80歳未満でがんになって亡くなる方はいなくなるとの推定もあります。「人間五十年　夢幻のごとくなり」と織田信長が出陣の時謡ったのは遠い昔、今は「人生百年」に変更しないといけないのです。

ただ単に生きているのではなく、健康に生きたいと願うのは当然のことです。それでは、果たして、健康であれば、私たちは「幸せ」なのでしょうか？　健康長寿国として名を馳せる我が国ですが、幸福度調査では、世界ランキング51位と低迷しています。また自殺率も先進国のなかで決して低くありません。

健康であっても幸せでないと感じている人はたくさんおられます。突き詰めてみると、私たちの究極の願いは、「死ぬまでずっと幸せでいたい」ではないでしょうか？　私はこの「幸せを感じていられる期間」を「幸福寿命」と定義したいと思います。「幸福寿命」をできる限り延ばすことこそが万人の偽りない願いだと思います。

１００年人生時代を迎え、私たちは改めて「幸福」とは何かを考える時に来ています。Happy people live longer（幸せな人は長生き）との考えもありますが、現代社会において、そもそも happy とは何なのでしょうか？

私は大学医学部内科学教室に籍を置く医療人です。３・２秒に１人発症している認知症、自分が誰であるかも認識できなくなった人たちの長期生存とその家族の介護負担の大きさ、がん患者さんに対する大きな治療介入と術後の機能喪失、そしてその心的打撃、抗がん剤の副作用に耐える日々、人工臓器に頼った終わりの見えない延命治療など、平均寿命（生命寿命）と健康寿命とのギャップがもたらす生々しい現実に遭遇しています。しかし、この魔のギャップに喘《あえ》ぐ人たちのなかにも、生き生き、潑剌と「幸せ」を感じて生きておられる方もたくさんいらっしゃいます。

私は、多くの教室員とともに医学研究にも従事しています。「幸せは気の持ちよう」というのは軽すぎる言葉だと思います。「幸福」は千差万別であり、「幸せ」の物差しなどはない、といつまでも呑気に考えていると、私たちは手に入れられるはずの「幸せ」を取り逃がしてしまうのではないでしょうか？

実は、「幸福」は誰もが手に届くところにあります。いや誰でも「幸福」を手に入れてもらわないと困るのです。そして、私は、「幸せ」でいられるヒントは、私たちが、もともと〝生物として〟「生きている」という当たり前のことにあると考えています。

この本で私は、私たちみんなが一日でも長い「幸福寿命」を享受できるための戦略を、生命科学（ヒューマンバイオロジー）の立場から科学的、医学的に考え、そして皆さんに提示したいと思います。

幸福寿命

ホルモンと腸内細菌が導く100年人生

目次

はじめに　100年人生時代と幸福寿命　3

第一章　「幸福」のトップダウン方式　15

幸福至上主義　16
青い鳥はどこにいるのか?　22
生きとし生けるものの宿命と幸福　24
〝いい幸福〟?　〝悪い幸福〟?　28
「超高齢社会」での幸福　32
Happy people live longer（幸せな人は長生き）に秘められた暗号《コード》　33

第二章　「幸福」は「あいだ」にある　35

「幸福」は結局、「自分」のため?　36
一人では幸福になれない――「不二《ふに》」と「あいだ」　36
「人間」と「人」との違い　40
「生きている」ことと「仕切り」　41
日本建築と西洋建築の違い　45

「あいだ」を大切にする日本人――距離感の取り方 47
ＡＩ（人工知能）で「幸福」を測る？ 50
「親身（sym-me）」ということ――いい医師になるための秘訣 55
人生のスケールと「幸福」 56
「出たとこ勝負」と「幸福」 59
「モモ」の三兄弟 60
ＡＩ（人工知能）は「幸福」を感じるのか？ 62
Column「メタボリックドミノ」と時空医療 64

第三章　「あいだ」をうめるホルモン力 71

私たちの人生はすべてホルモンが決める 72
ホルモンはワクワク感をつくる 72
心と体の「あいだ」をつなぐホルモン 75
ホルモンはコミュニケーションのツール 76
ホルモンの誕生と「生き方」革命 77
ワンピース世代の「助け合い」とホルモン 79

ホルモンの使命　82
「おもてなし」とホルモン　83

第四章　「幸福」をつくるホルモンたち　89

1　「元気」をくれるホルモンたち　90
ミトコンドリア――生きる源　90
代謝反応と人間社会　93
「鶴は千年、亀は万年」　93
ミトコンドリア健康長寿法　95
至福（腹？）の空腹感　97
肥満（メタボ）とやせ（フレイル）――超高齢社会の今昔物語　100
「幸福」のグー　102
「健康になるために運動する」vs.「運動するために健康になる」　104
運動ホルモン　108

2　「足る」を知らせるホルモンたち　111

「無事」であれば幸せなのか　111
「満喫する」ということ　112
生きるための二つのホルモン流派　116
幸せホルモン　119
「ストレス食い」の真実　121
幻のやせぐすり　123
「幸福」は手術で得られるか？　124
「グルメ」の人は太らない　126
「美しさ」と「幸福」　127
美しい「記憶」と「幸福」　128

3 「絆」をつくるホルモンたち　132

「秩序」と「幸福」——サルとゴリラの社会　132
「人目を気にする」ことは良いことか、悪いことか　135
鏡《ミラー》と「幸福」　137
一人の視線と二人の視線　139
二人の「あいだ」をつなぐホルモン　141

二人の「ホルモン」物語　145
信頼とオキシトシン——信じる人は救われる　147
「皇帝ペンギンの子育て」とホルモン　149
ダイヤモンドとヒスイ（翡翠）——男と女　153
一攫千金と玉の輿　155
薬指と若禿　159
「亭主元気で留守がいい」　161

第五章　「幸福」のための腸！いい話　163

腸内細菌——気づかれなかった愛しき隣人　164
腸をめぐる「鬼は外、福は内」　165
腸内細菌はペット？　168
発酵と腐食の「あいだ」　170
なぜ、腸内細菌は我々の心身に影響を及ぼすのか？　174
遺伝子の共有と「幸福」——エコな世界　177
善玉vs.悪玉のうそ：多様性——「世界に一つだけの花」　178

贈与と「幸福」――不等価交換の意義　182
なぜ節分に豆を撒くのか?――「鬼は内、福は内」!　186
Column 百寿者の腸内細菌　190

第六章 「幸福」は時間の流れである――スウィートメモリー　193

「幸福」と「希望」――希望は「記憶」がつくるもの　194
「過去」は「未来」を変える――年輪と法隆寺の連子格子　195
体質は変えられる――エピゲノムの世界　199
「幸福」のトレーニング効果――「幸福」メモリー　204
塩分メモリー――「臓器の記憶」　206
治療の記憶――高血圧をメモリーで治す　209
健康増進のための「カメさん方式」と「うさぎさん方式」　211
「絶食メモリー」　214
糖質制限ダイエットの真実――ケトン体の魅力　215
100年人生――「幸福の遺伝」5割の壁　217

第七章　幸福人生へのナビゲーション　221

未病と「畏《おそ》れ」　222
先制医療――〝ポジティブ医療〟　226
AIは個人を「幸福」に導けるか？　229
「これからの病院に行こう」　230
おわりに　奇跡のリンゴ：「腐る」と「枯れる」のちがい　232

図版制作／師田吉郎

第一章

「幸福」のトップダウン方式

幸福至上主義

「あなたはどんな時に幸せを感じますか?」と尋ねられれば、千差万別の答えが返ってきます。「仕事がうまくいった時」「上司に褒めてもらった時」「お金をたくさん儲けた時」「マイホームを持った時」「はまっているゲームでいい成績が得られた時」「好きな人が見つかった時」「結婚した時」「子供が生まれた時」「病気が治った時」「海外旅行に行った時」「育てていた植物が花を咲かせた時」「ペットと散歩している時」などなど。

様々な幸福度アンケートがなされていますが、こうした具体的な状況に対するイエス、ノーの質問は避けられています。「あなたはほかの人より幸せと感じていますか?」「あなたは自分の生活に満足していますか?」といった本人の「気持ち」を聞くものばかりです。それほど、「幸福」であることを客観的状況から推し量ることは難しい。

ちなみに、「オックスフォード幸福度調査」という幸福度の評価アンケートを私もやってみました。「私は自分の生き方にあまり満足していない」という質問から始まり、29個の質問があり、それぞれ「1」(まったくそう思わない)から「6」(まったくそう思う)までの6段階で点数をつけるものです。一生懸命考えて回答しましたが、私の「幸福度の点数」は4・3点でした。これは、このテストのほぼ平均点でした。私が「幸福」に関して平均的な人間なのか、こうしたアンケートがあまり意味のないものなのかは判断できませんでした。

幸せになるための条件は果たしてあるのでしょうか？　たしかに「健康である」ことはかなり幸せに近い、と考えられます。どんな「不幸な」ことがあっても、我々は、「まあ元気でいられるだけでもいいじゃないか」と自分を励ますことはよくあります。しかし、健康であれば幸せが得られるのでしょうか？——いやいや、健康は、幸福の必要条件だ、との意見もあります。しかし、不健康な状態でも十分幸福を感じることもできます。余命が短いことを宣告されたがんの患者さんでも、むしろそれ故に、それ以前の生活より幸せを実感できる人がいます。また、足腰が立たなくなった老人が、視聴覚シミュレーションデバイスをつかって、自分が街を自由に歩いている、あるいは海外旅行に行っているようなバーチャル体験をすることで幸せを感じることもできます。

有名な物理学者、スティーヴン・ホーキングは、20代の時に、筋萎縮性側索硬化症という、全身の筋肉が麻痺《まひ》していく進行性の難病に罹患《りかん》しました。しかし体が動かせなくなった後も、宇宙論における主要問題を解決し続け、大英帝国勲章を受章し、彼の書いた現代宇宙論はベストセラーになりました。ニューヨークタイムズのインタビューで、彼がなぜ頑張り続けられるのか、と尋ねられると、「21歳の時に、私の期待はゼロになったのです。その時以来、すべてのことはボーナスなのです」と彼は答えました。幸いなことに、彼の病勢は留まり、発症して50年以上経た今も彼は健在です。

私たちが生きる目的は、「健康でいる」ことではありません。「健康でいる」ことは幸せになるための一つの〝手段〟でしかない。たしかに、「幸福」の〝条件〟のアンケート調査でも、「健康」「信仰」「結婚」がビッグスリーになっているようです。しかし、これらはどれをとっても、目的ではない。私たちが生きる目的はあくまで「幸せになること」です。幸せになるための〝条件〟を並べ立てて、その条件を一つずつ丹念に達成することで、「幸福」という目的に到達することは決してないと私は考えます。必要条件をクリアすることを積み重ねて、目的を成就するという「ボトムアップ方式」では「幸福」は得られないのです。

イチロー・カワチは、『命の格差は止められるか』（小学館新書）において教育、職業、収入などの格差が、健康の格差を生み出すと指摘しています。米国では、年収が1・5万ドル以下の人は、7万ドル以上の人に比べて（1993年当時）死亡率（とくに65歳未満の人の死亡）が3倍高いという報告や、教育年数が12年未満の人では、12年以上の人に比べて死亡率が2倍であるとの結果もあります。こうした個々人の格差は、地域格差も生み出します。高所得者は、自分たちの生活を自分たちの収入で守ろうとして、教育、医療、警備などの公共の基盤インフラの整備へ所得を再配分しなくなるからです。

個人の格差が、人々が住む空間全体の劣化を招き、社会全体の死亡率を高めることも知られています。カワチは、格差をできる限り縮小させることが、社会全体の福祉、健康の向上に必須であると唱えています。これは、格差の是正が、「幸福」につながる可能性を示しています。

しかし、「格差」は本当に完全になくすことができるのでしょうか？　そもそも、「格差」という概念は、周りの人との比較から生まれます。相対的なもので、多分に主観的です。たとえば、年収500万円の人であっても、周りにいるすべての人の年収が250万であれば、年収1000万の人が年収2500万の人ばかりに囲まれて生活するより「ハッピー」と感じられます。お金をはじめ、社会的地位、名声など、簡単に人と比べられる事項に、私たちは日々振り回され、悩み、そしてその心理的ストレスは健康などに大きく影響します。私たちは、こうした個々人が感じるマイナスの格差を、一つ一つ清算することにあくせくしています。

しかし、そうしたモグラたたきのようなやり方で「幸福」になれるとは到底思えません。「格差」というものを意識するだけで、「幸福」からの距離はますます開いていきます。

それではどうすればいいのか。「幸福」を得るには、「トップダウン方式」でやるしかないのです。すなわち、誰も定義できない、曖昧模糊《もこ》とした存在とされてきた「幸福」そのものを取りに行くことにチャレンジすることが「幸福」になる正攻法であると私は思います。青い鳥の住処《すみか》や足跡を追いかけていても仕方がない。青い鳥そのものを見つけに行く冒険に出るしかないのです。健康でいる、お金を儲ける、仕事をうまくやる、愛しい伴侶を得るといったことを積み重ねて「幸せになる」のではありません。逆なのです。幸福になれれば、健康になる、お金が儲かる、仕事がうまくいく、愛しい人が見つかる、のです。これが「幸福」のトップダウン方式です（左の図）。「幸福至上主義」です。

トルストイは、『アンナ・カレーニナ』の冒頭で、「幸福な家庭は皆似通っているが、不幸な家庭は不幸の相も様々である」と述べています。「幸福」になれない要因がたくさんあるというのは、人が考える「幸福」になるための〝条件〟が様々であることを示しています。しかし、人々が考える「幸福」が様々であるにもかかわらず、そのイメージに共通

「幸福」になるためのトップダウンとボトムアップ方式

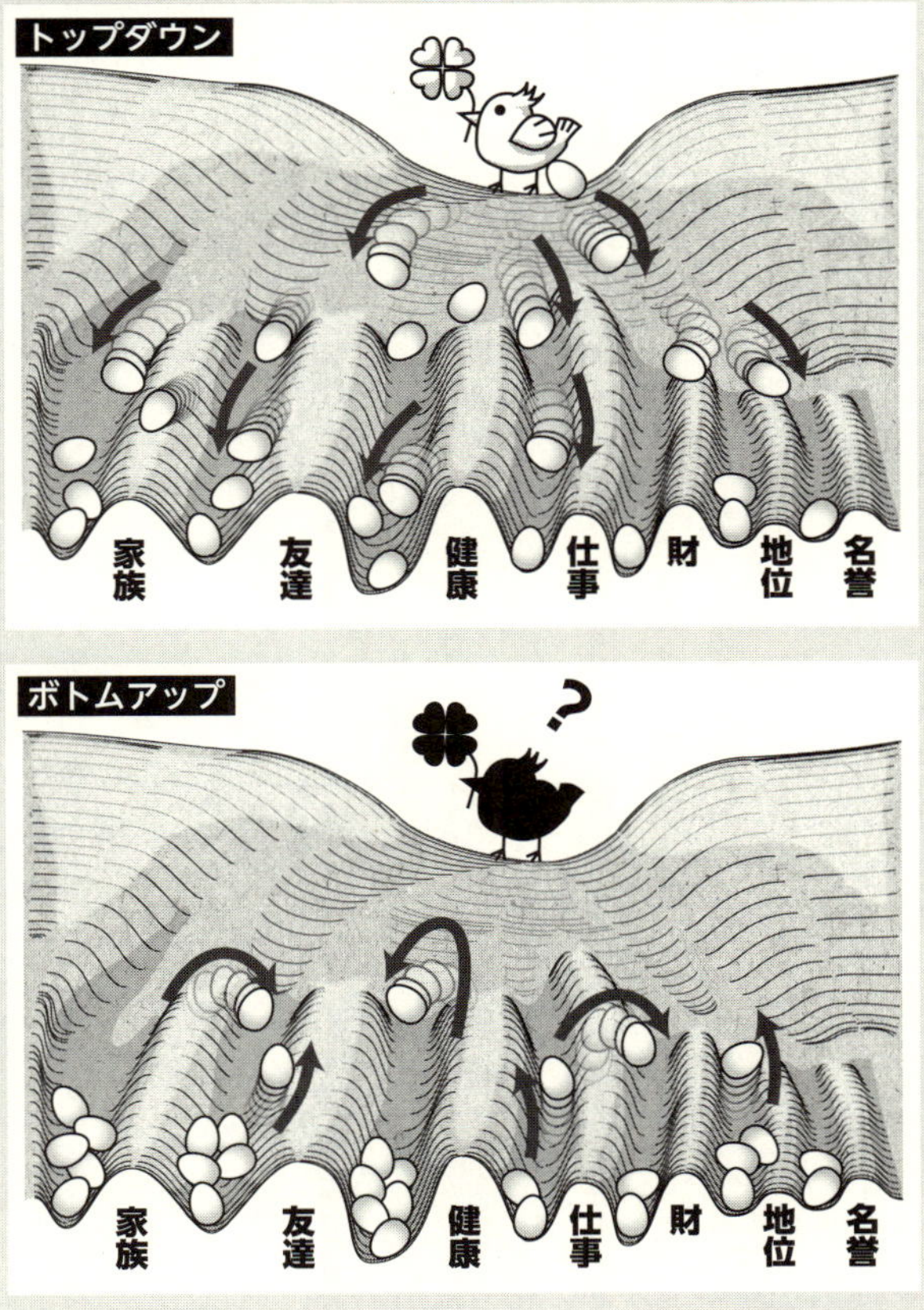

幸せになるための要素を積み重ねても(ボトムアップ)幸せには到達しません。幸せそのものを追い求めていく(トップダウン)中で、いろいろと幸せなことが自然に起こってくるのです。

のものがあるということは、人々が無意識に憧れる「幸福」なるものが、実は、意外にも、一つの単純なものである可能性を示しています。そして、それ自体を目指すことは不可能ではない、と私には思えます。

青い鳥はどこにいるのか？

ポジティブ心理学で有名なソニア・リュボミアスキーは、幸福を「喜びや満足をもたらす経験と、充実して生きがいがあり、価値がある人生だと感じることを合わせた状態」としています。やはり、曖昧模糊とした定義です。しかし、注目すべきは、彼女は、世間では、「幸福」を「追い求める」と表現されることが多いが、それは少し違うと言っています。彼女は、「幸福」には「創造する」「築く」という言葉がよりふさわしいとしています。青い鳥は「探すもの」ではなく、我々が「つくり出すもの」だというのです。この考え方は、たしかに「幸せ」になろうとする人たちに、心強い励ましの言葉になります。努力することで、自らの道を自ら拓いていこうという、西洋人らしい真面目さが伝わってきます。

日本にも、「幸せは歩いてこない、だから歩いてゆくんだね」という歌詞があります（「三百六十五歩のマーチ」）。これも、似たような発想です。

一方、同じく心理学者のジョナサン・ハイトは「幸福はあなたが直接見つけたり、獲得したり、達成したりできるものではない。正しい条件を整えた上で、待たなければならない」としています。これは、かなり、ボトムアップ的な臭いがします。静かに頑張っていると、「青い鳥」はある日突然、私たちの家に舞い込んでくる、と言うのです。

私はやはり青い鳥は「見つけるもの」だと思っています。リュボミアスキーの指摘は、

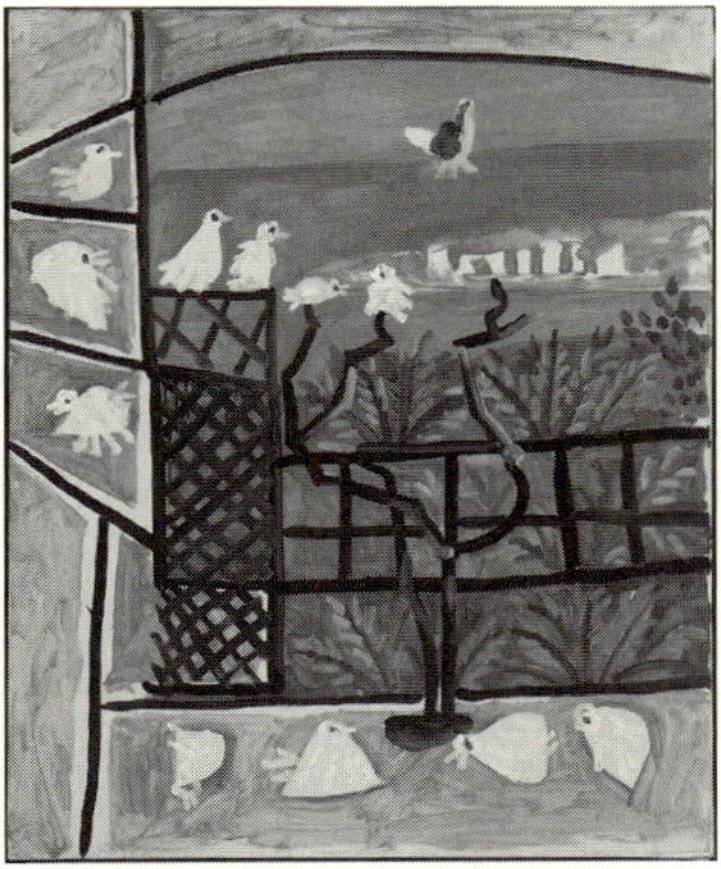

パブロ・ピカソ "The Pigeons" 1957／©2018-Succession Pablo Picasso-SPDA(JAPAN)

青い鳥は、遠いところにいるわけではなく、私たちの中にそれをつくり出す力が備わっていることを示していて、青い鳥が誰の手にも届くところにいるという実感を与えたという意味では重要だと思います。しかし、今は存在しないもの、これから形づくっていくもの、努力しないでは得られないものという考えには、私は同意できません。

実は、青い鳥は、すでに私たちの家の

中にいるのです（前ページの絵画参照）。つまり、私たちは、もともと幸せになるものなのです。

ここまで読んで、「いい気なもんだ」「幸せな気分に到底なれないから苦しいんだ」と思った方もおられると思います。厳しい現実の社会では無理もないかもしれません。しかし、この本の狙いは、医学の立場から幸せに少しでも近づこうとすることです。それも、お手軽で簡単な〝秘訣〟を並べ立てるようなアプローチではなく、生物としてのヒトはもともとずっと幸せであることを明らかにした上で、何らかのズレや不具合によって本来の幸せから遠ざけられることがあるにせよ、私たちはいつでも「戻れる」ことに気づいていただきたいと思っています。

そして、あとで述べるホルモンや腸内細菌などの存在が、いかに私たちをもともとの幸せに導いてくれるのか、そのメカニズムを見ていきたいと考えています。

生きとし生けるものの宿命と幸福

「幸福」であるための条件（属性）ではなく、「幸福」そのもの（本体）とは、一体何なのでしょうか？

外科医アトゥール・ガワンデは『死すべき定め』（原井宏明訳／みすず書房）において、医療者の仕事は、単に寿命を延ばすだけではなく、人が「幸福」でいられるようにすることであり、「幸福」とは「人が生きたいと望む理由」である、としています。

そうすると〝私たちがなぜ生きたいのか〟ということが重要なカギになります。「幸福とは？」に対する答えを探る時、〝私たちは生きている限り、絶対に幸福を求めてしまう〟という事実にそのヒントがあると思います。「私には、幸福なんて縁遠い」、「幸福にならなくてもいい」という人もいるかもしれませんが、それは「私は幸福を求めてもきっと無理だろう」という諦めからの言葉であって、もし可能ならば、やはり幸福になりたいはずです。

この事実に思い当たると、幸福を求める感情は、生物として存在する以上、アプリオリ（a priori）に我々に備わっているものではないかと考えられます。アプリオリとは〝先験的、生得的〟ということで、経験によって獲得するものではなく、生まれながら持っている、そのようにプログラムされて生まれてくるということです。幸福を感じる、あるいは、少なくとも、幸福になろうとする感情を持つことが、生きるために必要である、いや、むしろ、手段というより、「生きること」そのものなのです。誰も好き好んで「幸福になろう」と思っているわけではないのです。そう仕組まれているのです。

そもそも生物にとって生存することの目的は何でしょうか？　私たち人間には、自分の家族など個々の世界が広がっています。その世界が、個々の人間にとって楽しければ、それが個人個人にとっての、別々の幸福となる、そして、それが生きる目的のすべてであると考えがちです。これは、ある意味では正しい。しかし、自分と他人の区別の意識がない人間以外の多くの生き物たちにとっても、生きる目的はあるはずです。

ダーウィンに始まる生物の進化論は、その答えは、「種の保存」であるとしています。同じ「種」に属する個々の個体が、その個体の生命が尽きても子孫を残すように、「種」という団体の中で振る舞うことが、生きる目的だとしています。私は、この目的の成就のために自然に発せられる感情が、生き物に共通した、生きとし生けるものすべての最大公約数的な「幸福」だと思います。

「種」の定義は実は非常に難しい。もともとは、見た目が自分と同じような（形を持った）者たちということでしたが、その後、いろいろな生き物が見つかったり、遺伝子が発見されるなどして、自分の有している遺伝子とかなり近い遺伝子を有する者たちと考えられるようになりました。その一つの判断基準、証《あかし》として「交配によって子孫をつくれる者同士」ということになりましたが、いまだにしっかりとした定義はありません。〝許されれば、似たような環境に一緒に住みたがる仲間〟という考えもあります。この定義は、幼稚そうに見えますが、実は結構、本質をついています。

生態学者、今西錦司は「種」の「棲み分け理論」を唱えました。この理論は、いわゆるダーウィンたちの進化論(ダーウィニズム)とは真っ向から対立するので、あまり世に受け入れられてはいません。しかし、私は、「幸福」を語る時に大切な考え方だと思っています。有名な「種の起源」から続くダーウィニズムの人たちは、生物が進化を遂げていくのは、偶然の突然変異により、様々に形や機能を変えていく生物たちの中で、厳しい環境を生き抜くことができたものだけが生き残り、繁栄していく。その結果が進化であるとしています。これが「自然淘汰説」であり、多種多様の生物は、生存をかけて無意識のうちにお互い競争をしていて、厳しい自然環境の中で、秀でたものだけが選び取られる(選択圧)という図式を想定しています。

しかし、今西は、京都の賀茂川に住む、形を異にするカゲロウの観察を通じて、独自の考えを持つようになりました。少しずつ形を異にするカゲロウは、みずからの体に応じた川の状態のところに住み着くようになり、そこで生き延びるようになると考えたのです。

つまり、生物のほうが主体的に環境を感じ取り、自らが住むべき場所を見つけて、生存を勝ち取ったということです。このようにして、集団をつくり、形が似通った、同じような環境に棲まう仲間同士を、今西は「種」としました。自然の環境が「種」を選び取るというダーウィンの考えと、「種」が環境を選び取るという今西の考えはまったく逆です。私は、この今西のいう「種」の生き残りの姿勢に「幸福」が宿っていると考えます。

私たち、そしてほかの生き物すべては〝身内〟としての「種」を後々の世まで何とかして残そうと、個体として生まれ、男あるいは女として成長し、生殖、出産育児をして、お互い助け合うことで人生を生きていきます。「幸福」は、そうした人生においてなされる数々の行為（ライフイベント）の原動力であり、私たちは、個々のライフイベントが成就するごとに「幸福」を本能的に感じてしまうのです。

〝いい幸福〟？　〝悪い幸福〟？

精神医学・心理学者ランドルフ・ネッシイは、「自然淘汰は、人間の幸福など歯牙にもかけていない」としています。彼によると、自然淘汰の目指すことは、「たとえどんなみじめな人生を送ることになろうとも、生き延びて子供をつくること」だとしています。この言葉は、やはり「種」の保存が生きる目的であることを示しています。私は、この考えには同意しますが、その活動にこそ、「幸福」が宿ると考えます。彼が、そうすることが「幸福」とはまったく無関係であるということには首を傾げざるを得ません。これは、彼の考える生物の進化、「種」の保存が、典型的なダーウィニズム、生存競争理論に基づいているからだと思います。

幸福の分類がこれまで幾多なされてきました。「幸福至上主義」の私としては、いろんな種類の幸福がゴロゴロあるということには同意できませんが、イギリスの心理学者ダニエル・ネトルがその著書『Happiness: The Science Behind Your Smile』(『目からウロコの幸福学』山岡万里子訳/オープンナレッジ)において述べているように、「幸福」には「地位財(positional goods)」を欲してそれを得た時の充足感と、「非地位財(non-positional goods)」を得た時の充足感の二つの種類があるとされます。Positionは地位や名誉、Goodsは財ということで、地位財とは収入や土地家屋など、目に見えてそして数えることができる——簡単に言えば、お金に換算できるものです。他人との比較が容易であり、だから「格差」も生じやすいものです。数えることができないほとんどの生物にとってはまったく無縁なものです。

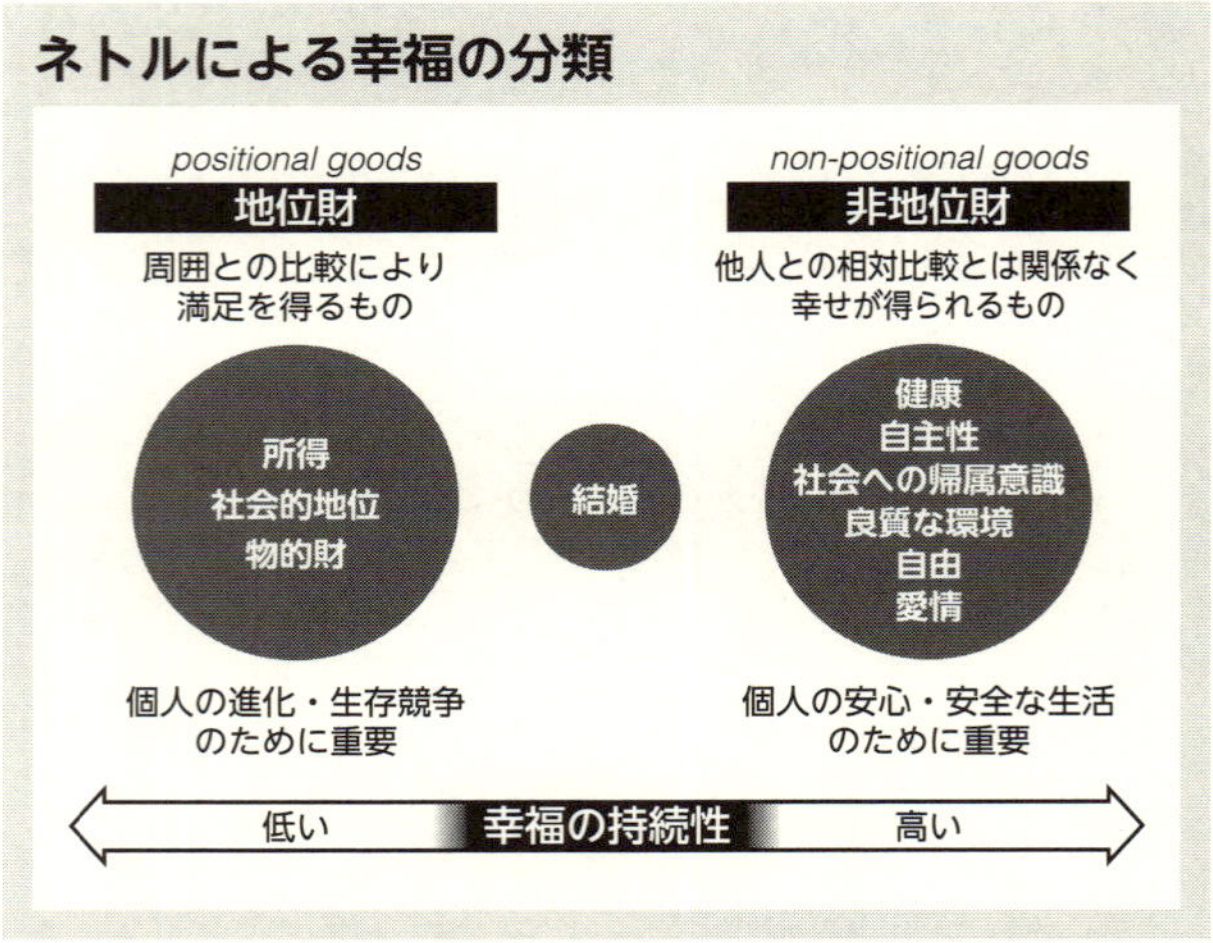

ダニエル・ネトル『目からウロコの幸福学』、前野隆司『幸せのメカニズム』などをもとに作成

一方、非地位財とは健康、自主性、社会への帰属意識、良質な環境、自由、愛情などとしています。地位財は進化、生存競争のために重要であり、非地位財は個人の安心、安全な生活のために重要だと述べています(上の図)。ちなみに、「幸福」の〝条件〟のビッグスリーの一つである「結婚」は両者の真ん中にあります。既婚者としては、極めて含蓄のあるポジショニングに感じられます。

地位財を求める気持ちと非地位財を求める気持ちはともに、私たちに満足、快感を与え、「幸福」感をもたらすが、その持続性は、後者のほうが高いといわれます。そして、往々にして、前者が「悪い幸福」、後者が「いい幸福」と扱われます。お金だけをいくら追い求めても〝本当の〟「幸福」は得られないよ、ということはよく耳にすると思います。

また、「幸福」の段階説もあります。すなわち幸福には、三つの段階、①pleasure（欲望）②engagement（仕事）③meaningful（意味）があるとされますが、①が地位財への欲求、③は非地位財への欲求、②はその中間というところになると思います。〝段階〟としている以上、①から②、②から③になるほどより上位のもの、いいもの、本物である、という考えが、そこにはあると思います。

ネッシイの考えの根底には、「種」の保存は、地位財の追求、「悪い幸福を求めること」により駆動される、という考えが横たわっています。ですから、「種の保存」と「人間の幸福」は無関係だと言い放つことができるのです。しかし、それだけで「種」の保存が実現されるはずはありません。非地位財の希求、いわゆる「いい幸福」を求めることがなければ、決して「種」の保存はないし、本当の「幸福」は訪れません。

「超高齢社会」での幸福

「100年人生時代」を迎え、子供が成人し育児から完全に卒業し（最近はその後に、孫の面倒を見る仕事が待っている方々も多くなりましたが）、定年を迎えて仕事を一応終えても、まだまだ人生の後半戦が始まったばかりという時代になりました。生物の生きる目的である「種」の保存からは一見無縁に見える、この高齢期において「幸福」をどのように求めていけばいいのか、生物としてはもはや「余分」とも思えるような時間をいかに幸福に過ごせばいいのか、という懸念の声もあるかもしれません。しかし、一個の生物として「種」の保存を果たすことは、何も子供を残すことだけではありません。「種」として「社会」をつくる私たち人間にとって、「社会」が保存されることも「幸福」の源泉となります。

2016年、我が国では、平均寿命（生命寿命）の延伸とともに、出生数は100万人を下回り、65歳以上人口の総人口に対する割合が、27・3％となり、「超高齢社会」が急速に現れました（口絵）。

今後、婚姻件数、出生数の低下による少子化が益々加速され、高齢者人口割合が高いままに、人口全体は縮小していきます。2060年には総人口が9000万人を割り込み、高齢化率は40％近い水準になると推計されます。高齢者一人の生活が、生産年齢とされる15歳から64歳の数少なくなった若者・壮年者ほぼ一人の肩にのしかかるようになります。個々人のライフイベントのあり方も、人間という「種」でつくられる社会を維持する（いわゆる社会の持続性、サステナビリティ）ためには、どうあるべきか、という点から考え直す時に来ています。自分たちが生きている社会そのものが生き生きと存続するところに初めて、個人の「幸福」は存在します。そしてそのためになされる行為に年齢の垣根はありません。

Happy people live longer（幸せな人は長生き）に秘められた暗号《コード》

私が唱える、幸福の「トップダウン方式」は、長生きすることがかならずしも幸福なのではなく、幸福であれば長生きもできるということを示しています。これが、Happy people live longerが表している意味です。

しかし、「超高齢社会」を迎えて、加速的に増加する認知症、家族の介護負担、社会全体の負荷の増加、終わりの見えない延命治療、安楽死の是非と個人の尊厳など、解決を見いだせないままに現代医療は継続されています。また、地方のまちから人々は離散し、公共サービスの低下との悪循環のなか、我々の生活空間は限定、劣化しています。ようやく、人々は、自らの終末期の生活の有り様、それを支える社会そのものの持続可能性に対して不安を抱くようになりました。長く生きたほうが、かえって「幸福」ではなくなるのではないか、という恐れがいま蔓延《まんえん》しつつあります。これでは、Happy people live longerに反することになりかねません。

この考え方は、拡大vs.縮小、成長vs.衰退などの図式を想定する、単純な二元論です。しかしすべてを勝ち組vs.負け組あるいは良いものvs.悪いもので判断してきたこれまでの時代の尺度の目盛りは、いまや「幸福」を測る尺度の目盛りではなくなってしまいました。それでは、現代の「幸福」の目盛りは一体何なのでしょうか。このことは、次章で詳しく述べたいと思います。

この章を終えるにあたって、私が言いたいことは、「超高齢社会」の存続には「幸福」の智慧が必要だということです。もっとはっきり言うと、「超高齢社会」を生き抜くためには、みんなが「幸福」になるしかないのです。

このメッセージがHappy people live longerにはコードされています。「幸せな人こそ長生きしてほしい」のです。

第二章

「幸福」は「あいだ」にある

遠くて近きもの　極楽　舟の道　人の仲

（『枕草子』第161段　清少納言）

「幸福」は結局、「自分」のため？

私たちには、「種」の保存、私たちの仲間の存続が叶うように、「幸福」を求めることが仕組まれている、といわれても、実際は、「幸せ」は「自分」が感じるもので、自分のためになる、と感じられないと、やっぱり「幸せ」ではないというのが多くの人の実感かもしれません。そうすると、どれほど自分以外の仲間に「自分」を感じることができるのか、どれほど自分以外の「他人」を「自分」の世界にうまく取り込むことができるのかが大切になります。「自分」の〝拡張感〟にこそ「幸福」があるとも言えます。

ですから、この章では、「自分」と「他人」の問題を生物学的に考えていきます。

一人では幸福になれない――「不二《ふに》」と「あいだ」

「人より幸せになりたい」、「どうして私だけが不幸せなの」などの声は至るところで聞かれます。しかし、「幸せ」の独り占めはあり得ません。一人で「幸せ」になることは絶対にできないのです。

イタリア南部、四国ほどの大きさのサルデーニャ島には、2014年の時点で合計年齢が836歳となるギネス記録保持の9人の姉弟が住んでいました。そのとき一番上が106歳、下が79歳です。長寿の秘訣は何かと問われると、彼らの答えは、「自分は一人で生きてこなかった」でした。姉弟はお互いに毎日電話で話をしていました。

単に長生きというだけではありません。彼らはいつもにこやかに、愉快に生きています。一番上の長女は、「よく孫娘たちが〝あ〜ストレスがいっぱい！〟と言っているけど、どういう意味かわからないわ。〝ストレス〟っていう新しい言葉は聞いたことがないの。どういう意味なの？」といったそうです。

「幸せ」について、玄侑宗久さんは、『しあわせる力――禅的幸福論』（角川SSC新書）においてまさに「為合わせる」ということであるとしています。お互いに働き合うということがないと実現しない。交流する二人のあいだで、初めて感じられるものであると述べています。お坊さんである玄侑さんが、いわゆる、安寧（心やすらか）――仏教でいう「涅槃《ねはん》」でしょうか――が「幸福」というわけではない、といわれるのはいささか、意外です。

瞑想の世界に入って、誰との交渉もなくなっている時は、心は静まり返っているかもしれませんが、それを「幸せ」とはいえないのです。たしかに、生物学的に考えても、唯我独尊、独りぼっちをみんなが好んでしまうと、そこには「種」の保存は実現しません。

玄侑さんは、自分が大切にしている本として、「維摩経《ゆいまきょう》」を挙げておられます。「維摩経」は、大乗仏教が成立した初期に「般若経《はんにゃきょう》」についで現れた経典です。この本に登場する維摩はえらいお坊さんではなく、在家の仏教信者で、彼が、仏教の専門家である出家者の菩薩や修行者の声聞《しょうもん》を相手に痛快に問答するお話です。ですから、この本の狙いは、あくまで一般人が現実の世界で生きるための智慧を示そうとしています。

この本の主題は、「不二《ふに》」ということです。仏教の世界では、この世に存在する相対するものとして、善と悪、生死と涅槃、煩悩と菩提《ぼだい》などがあります。こうした「相対している二つのものを一つとみなす」ということが「不二」の境地です。初めから一つならば、唯一無二ということであり、不二とは、既に二つあるとされているものが、二つでありながら二つでない、とすることです。

武者小路実篤は、その解釈として、「我等は生れる前の我等も、生れてからの我等も、別のやうで別でない。生れてゐる自分も死んでからの自分も別のやうで別でない」(『維摩経』／大東出版社)としています。『維摩経講話』(鎌田茂雄／講談社学術文庫)では、生と死というものはまったく別の存在であるが、生があるから死があるので、生と死は〝非連続の連続〟であると説明されています。

私はこの「不二」が「幸福」を生むと考えます。「維摩経」では、「不二」であることは、対立をこえた無対立ではなく、二つの相対するものにとらわれない自由な境地、束縛されない境地――これは「不可思議解脱《げだつ》」と呼ばれています――であるとします。そして、さらに、その境地は、「遊戯三昧《ゆげざんまい》」と言い換えられるとしています。つまり「遊び」だというのです。まさに、この「不二」の境地は、「幸福」に近いのではないでしょうか。

世の中は、決して〝ひと塊〟ではできていない。別々のものがたくさんある。そして、別々の二つがあるから、そこに「あいだ」がある。この「あいだ」をうめようとする境地が「不二」であり、そこからは「遊び」の軽やかな気持ち、すなわち「幸福」が生まれるのです。

巷の「幸福」のためのハウツー本では、「清貧」「断捨離」などが語られることも多いですが、これらの言葉には、「本来ならそうでない状態を望んでいるのだが、それを、なんとか頑張って我慢する」という心理が潜んでいます。そんなやせ我慢、ストレスは、決して「幸福」を連れてきません。〝浮遊感〟――まさにとらわれない、ふわふわ浮かんでいる気持ち――が大切なのではないでしょうか。そこにこそ遊びがあります（ストレスと「幸福」を司るホルモンは後に紹介したいと思います）。

「人間」と「人」との違い

「幸せ」は「あいだ」にあるという話を、懇意にしていただいている書道家の武田双雲さんにしたところ、大変興味深いコメントをいただきました。「そうですね。だから人間、というんですね。一字の『人』でいいのに、人の間と書いて、人を表すのもそういう意味かもしれませんね」と彼は言いました。「人間」はもともとは、サンスクリット語「manusya」の漢訳で、「ジンカン」とよみ、仏教語として「世の中」「世間」「人の世」を意味していました。「人の住むところ」だったのです。「人間」に「人」そのものの意味が加わったのは実は江戸時代以降とのことで、この発想は大変すばらしいと思います。つまり、人と人とのあいだで初めて「人」は「人」らしくなることを、昔の日本人はわかっていたのではないでしょうか。

英語では、「人」はhuman、「人間」はhuman beingになると思います。このbeが大切です。「あいだ」ということばは英語ではbetweenですが、これはbe+tweon（two+each）

です。

〝be〟が「あいだ」を示します。beはもともと「そば」byを意味します。ですから、betweenは、両者の間の空間、あるいは、そこに潜むもの、という意味です（『イラストで広がる英語の世界 前置詞編』すずきひろし、ミツイ直子〈個人出版〉）。aboutは、実はby+outで、そばとその周辺ということです。それぞれ個人には「仕切り」がありますが、その周辺も含めて初めて「その人」「人間」だという発想が、大切だと思います。

「生きている」ことと「仕切り」

「幸福」は〝生きる目的に沿う感情〟であるとお話ししました。しかし、「目的」を具体的に挙げてしまうとそれこそ、「ボトムアップ方式」になります。生物は目的を意識することなく、40億年前に誕生し、そして今もずっと生きつづけています。ですから、「幸福」になるためには、素直に、「生きている」という状態をそのまま感じ取り、そして、それを認めることだと思います。「生きている」ということがどういうことなのかを、生き物の立場に立って、素直に見つめてみることです。

以前、私は、漫画家のやくみつるさんと、体のしくみについて、いろいろと対談しまし

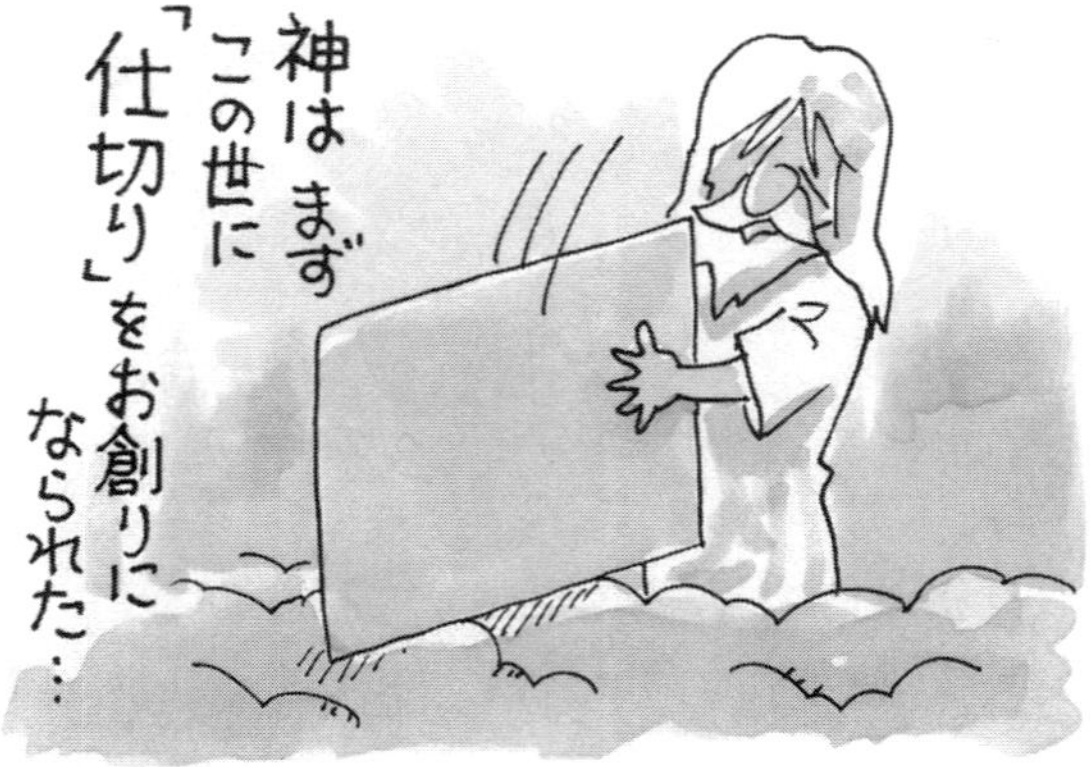
神は まず
この世に
「仕切り」をお創りに
なられた…

絵・やくみつる（『からだに、ありがとう』より）

た。そのなかで、生命体の起源ということに話が及んで、私は「細胞膜で仕切られた瞬間から、独立した生物としての営みができるようになったんやないかと思っているんです。たとえて言えば、家の敷居にあたるもんができて、中は敷居の外とは違う自分の世界や、という状態になったことが重要やったという気がしてるんです」と答えました（『からだに、ありがとう』「第十三話　生命のカギを握る、細胞の外と内」伊藤裕、やくみつる／ＰＨＰサイエンス・ワールド新書）。やくさんは「なんの意思もないところに、どうしてそうなっちゃったんだろう」と言いつつ、上の図のようなイメージを描きました。

なぜそうなったかという目的はさておき、生き物、そして生きていくということを考える時、この「仕切り」ということ、そしてそこにできる「外」と「内」ということが極めて大切です。私は、その時、やくさんに「仕切りがあれば、内と外とができる。そうすると、モノを貯め込むことができるようになる。このことによって、初めて生きるためのエネルギーをつくることができるようになった」といったことをお答えしました。さらに、あとで詳しく述べますが、仕切りをつくってその「内」に貯め込むことができるようになって初めて、「外」とモノを「交換」できるようになります。この「交換」ということが実は「生きること」そのものです。

私たち個人個人は、皮膚で中身を覆われ（中身が仕切られて）一個の人間となっています（個体）。こうして、「自分」と「他人」の区別ができています。個体は、その中にいろいろな「臓器」が収納され、血管や神経でつながって体の機能が維持されています。一つ一つの臓器は、たくさんの「細胞」が寄り集まってつくられています。さらに、細胞のなかにはミトコンドリアなどの「細胞内小器官」がつまっていて、それらはまたいろいろなタンパク質や脂質などの「物質」でつくられています。逆の方向に目を転じると、私たちが一番大切な〝自分〟である「個体」は、他の個体と「親族」「団体」や「民族」をつく

幸福は「あいだ」に存在する

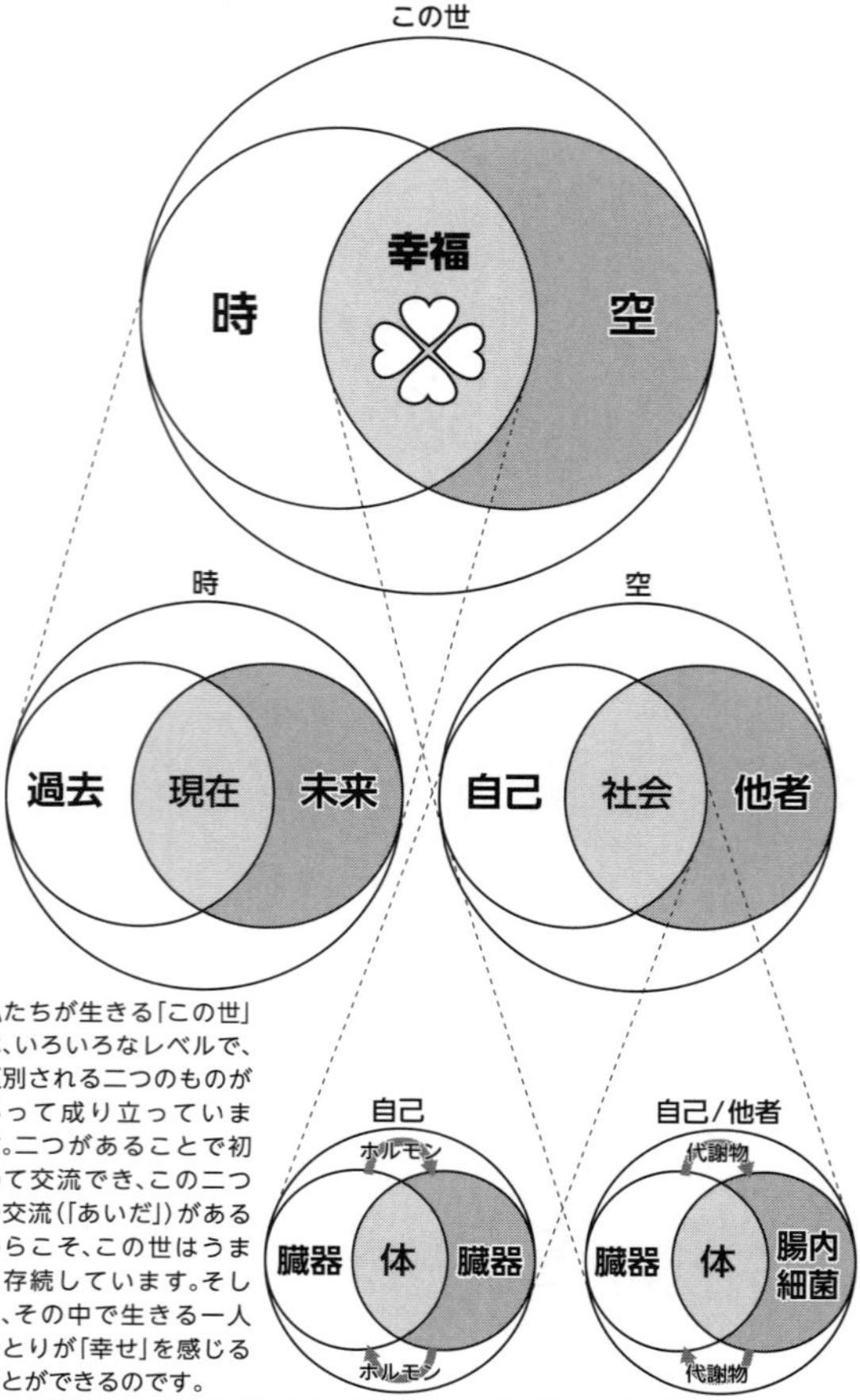

私たちが生きる「この世」は、いろいろなレベルで、区別される二つのものがあって成り立っています。二つがあることで初めて交流でき、この二つの交流(「あいだ」)があるからこそ、この世はうまく存続しています。そして、その中で生きる一人ひとりが「幸せ」を感じることができるのです。

り、さらにこれらは、「社会」となります。つまり、「この世」は物質から始まり、社会に至るまで、様々な形で「仕切られている」のです。そして、この仕切られたもの同士が、様々な形で影響しあう（交換しあう）ことで全体として、「生」が営まれています。私たち、個人個人の「生」が、独立して営まれているわけではありません。実はそれは不可能で、全体としての「生」の営みの一部分を〝仕切って〟我々はその部分、部分を担当して生きているのです。

私たちそれぞれの個体は、全体（どこまでが全体かがわからないのですが、いわゆる「この世」）の空間の一部分でしかありません。そして、我々の脳は、悲しいことに、一個人として切り取られたほんの狭い「自分の」空間しか認識できません。仕切られた自分の立ち位置を「この世」のなかでどれほどうまくイメージできるか、つまり仕切られた「他」との「あいだ」をどれほどうまくうめられるかが、どれほど私たちが「幸福」を感じることができるかのカギを握っています（右の図）。

日本建築と西洋建築の違い

人をつくる「仕切り」を敷居と表現しましたが、敷居は日本建築特有のものです。私は、

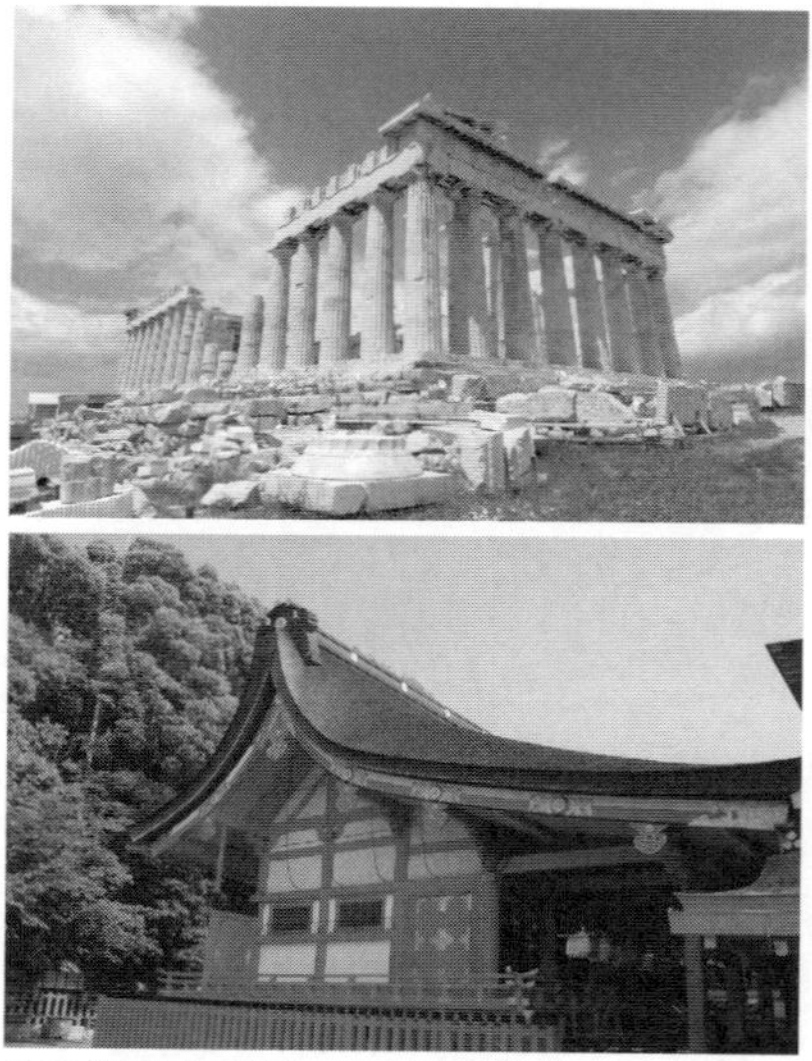

家の〝内〟と〝外〟——柱の建築「パルテノン神殿」（写真上、iStock）と屋根の建築「伏見稲荷大社」（写真下、著者撮影）

実は日本人は、「あいだ」にある「幸福」を感じるのが得意な民族ではないかと思っています。

西洋建築は、パルテノン神殿に代表されるように、「柱」の建築であるのに対し、日本建築は、「庇《ひさし》」の建築だとされます。日本人は、屋根を大切にして、部屋の「内」と建物の「外」との「あいだ」に庇の「空間」をつくり出しています。そこは、外来者を気軽に自分のテリトリーに招き入れることのできる空間で、雨露をしのげ、またあたたかな日の光も差し込む空間です。しかし、完全には自分たちの「内」の部屋に招き入れているというわけではない時に使われる空間です。「内」と「外」との中間的な場所です。重要文化財である伏見稲荷大社本殿を訪れてみると、参拝者がやってくる側の庇が大きく伸ばされています。日本人気質の真骨頂だと感じました（前ページの写真）。

西洋人も的確にこの日本人の隣人との在り方を感じ取っています。

日本人は独りになるのを好まず、他人がまわりを歩きまわっていても平気だが、自分の家やアパートの壁が他の家と共有になっているのは非常にきらう。

（『かくれた次元』エドワード・ホール著、日高敏隆、佐藤信行訳／みすず書房）

きちっと仕切りをもつことは大切にするけれども、家と家の軒につくり出される小空間に、小さな庭をつくったり、植木を置いたりすることを日本人は好みます。家と家の「あいだ」の空間も他人とともに楽しむ、自分の世界の一部と考えるという日本人の感性を彼は鋭く指摘しています。

「あいだ」を大切にする日本人――距離感の取り方

ホールは、ヒトとヒト、あるいは、ヒトとモノとの間の空間認識についての民族差に興味を持ち、自らの研究をプロクセミックス（proxemics; 近接学）と名付けました。もともと、「種」の個体数がふえて、密集してきてその距離が狭くなると、それ以上増えてしまっては、個々の生物がありつく食べ物が減るので、それ以上は増えないでおこうというコントロールが働く――その調節にはあとから述べる「ホルモン」の働きが大切であると言っています――という観察などを通じて、生物が「距離感」をどうとらえるかを研究しました。そして、ヒトにおいても、密接距離（intimate distance; 45㎝以内）――〝袖すりあう〟距離／個体距離（personal distance; 45～120㎝）――〝手が届く〟距離／社会距離（social distance; 120～360㎝）／公衆距離（public distance; 360㎝以上）を区別し、その時の心理状態を分析しています。そしてこの「距離感」は、民族により差があり、また、その人の心理状態でも異なってくるとしています。

欧米人は、個人を大切にして、皮膚で仕切られた内部、つまり自分を厳格に他人と区別するのに対し、アラブ人では、自分というものは実は肌のもっと深いところにあると認識している。だから、お互いの皮膚が接しても、それは自分でないので、自分に触れられたと思わず、不快感を持たないし、その結果、お互いの匂いをよく感じることができるので、人の匂いを大切にする、一緒にいることが当たり前と感じるなどということを指摘してい

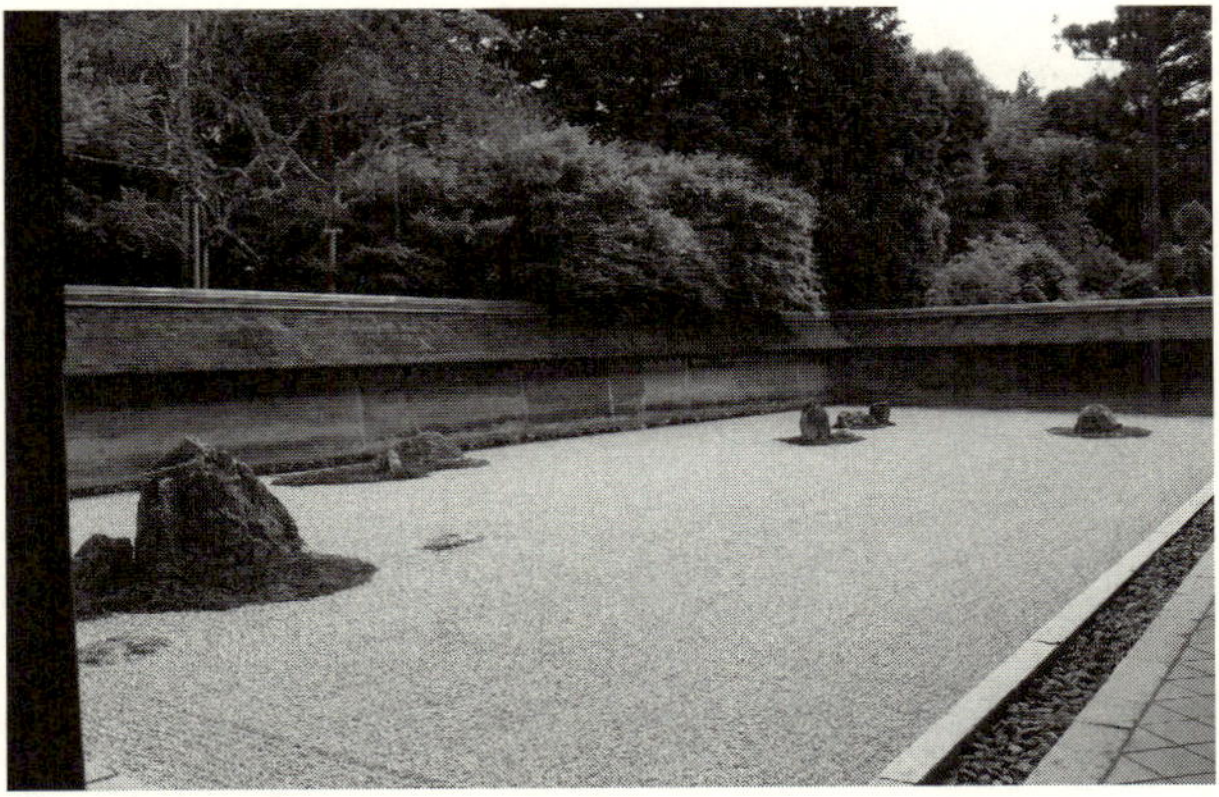

龍安寺石庭（著者撮影）

ます。

ここでホールは、日本人の空間認識は、これらの民族とは、質的にまったく異なるとしています。欧米人は、ヒトとヒトの距離感を認識する時、あくまで物と物との距離が大切で、その「あいだ」はまったく無視されている。しかし、日本人は、距離の起点と終点より、むしろその「あいだ」を大切にするとしています。彼は龍安寺の石庭にその典型を見ています。庭には15個の石が配されていますが、見る人の位置によって、いかようにも変わる石風景を演出し、決して15個すべての石を見渡せる場所はないように意図されています（上の写真）。

もともと15という数は、日本人にとって一つの「完成」を意味していたようです。人生の様々なイベントのまとめ、〝節目〟を15は表します。子供の成長を祝う七五三（足して15）、成人を祝う元服式は15歳に行われ、結婚式では、三三九度（足して15）で契りを交わします。

15個の石をいろいろな立ち位置で味わう感性は、「完成」に至るまでの過程、「あいだ」を大切にする日本人ならではのものではないかと思います。龍安寺に置かれている蹲《つくばい》に刻まれている「吾唯足知」（われ、ただ、たらざるをしり、われ、ただ、たるをしる）の心にも通じます。

私たち日本人は、「幸福」を感じやすい民族ではないかと私は思います。

AI（人工知能）で「幸福」を測る？

昨今は、とにかく、ＡＩ（artificial intelligence）、ビッグデータ、ディープ・ラーニング（深層学習）ということを口にさえすれば、先端的という印象を与えるようになっています。議論の場で、相手を黙らせたい時は、とにかく〝ＡＩ技術を駆使して〟と言っておけばいいというような、オールマイティーのキーワードになっている感もあります。

「幸福を測る尺度はない」ということは世間の常識であると第一章の冒頭でお話ししまし

た。それでは、私たちはＡＩを使って自分たちの「幸福」の度合いを測れるでしょうか？そんなことなんてあるはずもないと考えがちです。しかし、ＡＩは、artificial intelligenceの略ですが、これをaugmented intelligenceと考えるほうが現実的であるとの意見があります。すなわち、何でも勝手に自分で判断してしまう頭脳ではなく、私たちの頭脳活動を拡張させる（augment: 増幅する）機械というとらえ方です。

この考えに立って、日立製作所の矢野和男さんは、ＡＩを使って「幸福」を数値化できるのではないか、という大胆な研究を展開しています。

現在、医療の世界では、ウェアラブルセンサといって私たちの体に24時間装着して、身体活動を持続的に計測する機械が発達しています。私の専門である生活習慣病に関しても、リストバンドのように手首につけた血圧計で、一日10万回打つ脈拍に合わせて一拍ごとの血圧を計測する機器が開発されています。また、血糖の測定は、従来はいちいち、細い針で、指先に穴をあけて血を絞り出して測定することが行われていましたが、２０１７年になって、ボタンのように肌に直接電極を張り付けることで、皮膚の中の糖濃度を測定し、ワイアレスの測定装置をそのボタンの近くにかざすだけで、２週間の間、好きな時に好きなだけ、糖分濃度を測定でき、血糖を推定できる機器が市場に出ました。つまり血圧のよ

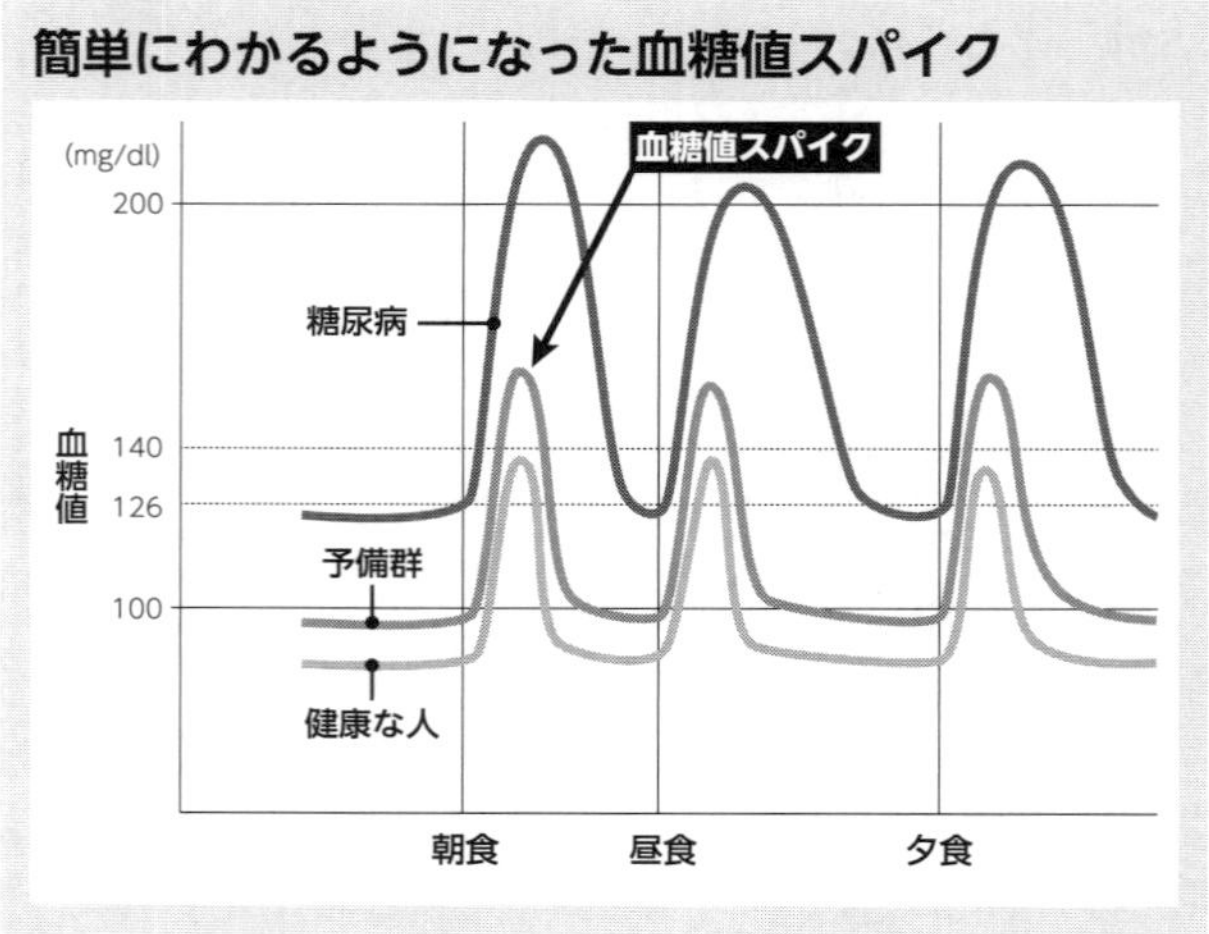

うに、簡単にいつでもどこでも〝カジュアルに〟血糖を知ることができるようになったのです。こうして、自分の血糖の動きが完全に〝見える化〟されました。これは、私は糖尿病治療における革命的な出来事であると思っています。

このセンサを使うことによって、人によっては、空腹時の血糖がたとえ正常でも、食後血糖が140㎎／dl以上に急激に一時的に上がり、すぐに元に戻ることが起こることがわかるようになりました（上の図）。健康な人では、血糖は何を食べても140以下になるように、自動調節されています（この仕組みは次の章で述べます）。この現象は、俗に「血糖値スパイク」と呼ばれ注目されています。「血糖値スパイク」があっても糖尿病とは診断されませんが、将来、心筋梗塞、脳卒中さらに認知症やがんのリスクが高まることが明らかになりつつあります。

こうして得られた、いわゆるビッグデータをＡＩで解析することで、極めて高い精度で私たちの体の状況を知ることができるようになります。矢野さんは、名刺大のウェアラブルセンサを仕事場で首から下げてもらい、その人が誰といつ何分間対面したか、その人の身振りの大きさ、頻度、歩行、滞在の状態、それからどこにいたのか、について、そのビッグデータを取得してＡＩで解析しました。

その結果は極めて単純であり、にわかには信じがたいものです。一言でいうと「身体の活発度が高い人ほど幸せである」ということです。コールセンターのオペレーターの方の調査で、休息時間にいろいろな人とよく話す、話をしている時に身振りが大きい人のほうが、仕事での成果が上がっているという結果が出ました。また、ある人の身体活動度が上がると、その周りの人の身体活動度も上がることが観察されました。質問紙による調査で、これらの人のストレスの度合いは身体活動度が高い人のほうが低く、また〝ハピネス度〟は高いということがわかりました。そして、ストレス度が低く、ハピネス度が高いほうが生産性や創造性が上がっていました（『データの見えざる手』矢野和男／草思社）。

これは、原因と結果を取り違えているという批判があるかもしれません。人との交流が多く、どんどん動き回り、てきぱき仕事ができる人は、仕事の成果が上がり、その結果ハッピーと思える、ハイになっているのではないか、ということです。しかし、休息時間に集団で休息をとってもらうようにして、メンバーの活発度を上昇させると、その集団の平均生産性が上がったという結果が得られています。

こうした調査結果は、「幸福」について、私たちにいろいろなことを教えてくれます。まず、仕事ができるから、「幸せ」になるというわけではない、逆であって、「幸せ」だから「仕事ができる」のだということです。つまり「幸せ」は、ボトムアップではなく、トップダウンであることを改めて示しています。矢野さんは、「仕事の成果」を単純に「幸せ」の度合いとしているわけではありません。次に、「幸せ」は、人との接触、つまり、人との「あいだ」でつくられるということ。チームプレイが要求されないコールセンターでの一人ひとりのオペレーターとしての仕事においても、その人が休息時間にどれだけほかの人と過ごしているかが影響するということです。そして、「幸せ」は人から人へ伝染するということ。「幸せ」は人の「あいだ」でつくられるので、「あいだ」をつくる両方の人に「幸せ」は均等に生まれます（体の活発度については、次章で、運動とホルモンという観点からお話しします）。

「親身（sym-me）」ということ——いい医師になるための秘訣

自分の家の庇の下に人を招き入れることが、いわゆる〝身内〟意識だと思います。そこには、自分以外の人に、自分（身）を感じることができる、つまり、他者を認める、他者を〝許す〟気持ちがあり、そこに「幸福」が潜んでいるのではないでしょうか。私は、身内意識を示す「親身」という言葉を大切にしています。そして、我流の英語の当て字として、〝sym-me〟としています。symは、一緒、仲間、同じレベルということですし、meはまさに自分、ということです。

私は内科学教室を預かり、若い医師の養成の責務を負っています。私が〝いい医師になるためのただ一つのモットー〟として、いつも教室員に言っている言葉があります。それは、「患者さんに親身になること」です。

「医学の知識も技術も極めて大切だが、一番大切なことは、患者さんの状況に自分が立たされたら、あるいは自分の親が患者さんの病態になったなら、自分ならどうするか、自分の親であればどうしてあげようと思うかということを常に考えて、患者さんと接することです。一生懸命にそうしていれば、患者さんは、きっとそのことをわかってくれると思います。患者さんに寄り添うとはそういうことです」と話しています。

いい医者とは、結局、患者さんを〝幸せ〟にしてあげる医者です。

人生のスケールと「幸福」

「生きている」ということは、「死」があることで初めて実感されます。大腸菌のように無限に分裂できるものもいるのに、生物を「死ねるもの」と規定するのはおかしいという意見もあります。しかし、やはり「終わり」があること、「有限である」ことはかなり「生きている」ことにはなくてはならないものです。私たちは、言葉を持つようになって、この個体の有限性を「時間」として意識するようになりました。ニュートンは、「この世」には神様が作った絶対的な「時間」というものが存在すると考えました。一方、ライプニッツは、「時間というのはもともとあるものではなくて、いくつもの出来事があり、そこに順序関係ができると、その間にわれわれは時間を、後から与えようとする」としました（『時間の科学』村上陽一郎／岩波書店）。

生まれるということと、死ぬということ、つまり、個人の人生の始めと終わりの両端がないと、人生の尺度（スケール）を決めて、その上で出来事を並べて、順序を考えることができません。つまり、人生のスケールがないと、時間が決まらないということです。「時間」はまさに「時」の「間（あいだ）」です。実際、私たちは生きている途中では、始まりはわかっていますが、終わり、死については「推定」あるいは「前提」しかできません。そのことがある意味、私たちの「幸福」に対する漠とした不安になっています。ですから、「過去」は「幸福」を考える時とても大切です。「過去」をうまく思い取れないと、人生を測るスケールも壊れてしまいます。

生まれたという、しっかりとした人生の始まりを手掛かりにして、これまで自分に起こった出来事を並べることで、自分の「時間」を把握して、「将来」を占います。みんな、自分のお誕生日を大切にするのは、極めて自然で、本能的なものだと思います。「過去」の思い出（メモリー）は「将来」に色濃く影響を持ちます。このことは拙著『臓器の時間』（祥伝社新書）でお話ししましたし、後にもまた「幸福」との関係を詳しく述べたいと思います。

人生のスケールがないと、はなから、私たちは「幸福」を感じられません。親交いただいている作家の山田宗樹さんは、その名著『百年法』（角川文庫）において、死ぬことをなくす方法が見つかった世の中で、百年しか生きる権利が与えられないという法律ができ、その社会に生きる人々の心理、行動を、生物学的にも納得いく形で鮮やかに描ききっています。その世界では、「死」をなくしてしまった人々は決して「幸福」を味わえないことがリアルに語られています。

同じような指摘を18世紀の異色の作家スウィフトは『ガリバー旅行記』で、不死の人種、ラグナグ人の嘆きとして述べています。

（不死とは）いつまでも若々しい青春を保ちえて幸福と健康にあふれる生活を設計することではなくて、老年の悲惨に絶えずさらされている生活に耐えることなのです。

認知症が進んでしまった方では、「死」の実感すらなくなります。するとその方の「時間」はもはや流れなくなってしまいます。このことは、幸・不幸の感覚が失われるということです。「過去」の楽しい思い出をしっかりと想起させてあげることが、大切ではないかと私は思います。

「出たとこ勝負」と「幸福」

人生は、様々な出来事が次々に起こりながら進んでいきます。このライフイベントの積み重ねを私たちは、「時間」と呼んでいます。想定内のことも起こりますが、そうでないことも多々起こります。想定外に〝いいこと〟が重なって起こったと思えれば、「とんとん拍子！」「絶好調！」と感じられて「幸せ」ですが、悪いことが起こってしまうと、「泣きっ面にハチ」「四面楚歌」的な気分になって「不幸のどん底」となります。

人生の成り行きは、起こった出来事次第でその時々の「幸せ」感が上下して、次に起こる出来事がどんどん変わっていきます。つまり、「出来事」の起こり方で「時間」の流れ方はいかようにもなります。「空間」と「時間」がお互いに、同時的に影響を及ぼしあって、人生は進んでいきます。

このように、人生には、やってみなければどうなるかわからない、つまり「出たとこ勝負」的な性格があります。もう少しまともな表現では、「創発（emergence）」と呼ばれます。この「創発」に「幸せ」が宿っています。

希望、ワクワク感は、過ぎ去ってしまった「過去」と、まだどうなるかわからない「未来」とに「あいだ」があるから生まれます。この感覚こそが、「幸福」の源泉です。和語の「こころ」は、「こ、こ」と文字通り、「刻一刻」変化する心臓の音がその語源であるとの説もあります。「幸福」は、「時間」が過ぎていくなかで「心」が感じるものです。

「モモ」の三兄弟

三人のきょうだいが、ひとつ家に住んでいる。
ほんとはまるですがたがちがうのに、
三人を見分けようとすると、
それぞれたがいにうりふたつ。
一番うえはいまいない、これからやっとあらわれる。
二ばんめもいないが、こっちはもう出かけたあと。
三ばんめのちびさんだけがここにいる、
それというのも、三ばんめがここにいないと、
あとの二人は、なくなってしまうから。

でもそのだいじな三ばんめがいられるのは、
一ばんめが二ばんめのきょうだいに変身《へんしん》してくれるため。
おまえが三ばんめをよくながめようとしても、
見えるのはいつもほかのきょうだいの一人だけ！
さあ、言ってごらん、
三人はほんとは一人かな？
それとも二人？
それとも——だれもいない？
さあ、それぞれの名前をあてられるかな？

（『モモ』ミヒャエル・エンデ著、大島かおり訳／岩波少年文庫）

「モモ」に出てくる三兄弟が、「時間」を示していることは、誰でもすぐにわかると思います。しかし、実はこのなぞなぞは、「時間」の持つ三つの顔を、極めて深く表しています。

ここでは、時間の流れの順——過去、現在、未来の順に三兄弟は並んでいません。「現在」という三ばんめが一番大事なのですが、それは実はよく見えない、とても小さい存在。

私たちが見ることができるのは、「過去」（二ばんめ）と「未来」（一ばんめ）だけ。「未来」（一ばんめ）の出来事が現実に起こって、「過去」（二ばんめ）に変身してくれて初めて、三ばんめの「現在」がいることになる。逆に、三ばんめの「現在」を意識することで初めて「過去」と「未来」は定義される。

この〝三ばんめの気持ち〟が、「幸せ」です。「幸福」は、「未来」が「過去」に変身する、あるいは、「過去」から「未来」に向かう感情であり、「過去」と「未来」の「あいだ」に生まれる気持ちです。

AI（人工知能）は「幸福」を感じるのか？

AI「アルファーゴ」が囲碁名人を負かしたことが喧伝《けんでん》され、人々は、十分には理解できないまま、なにか「得体のしれないもの」という畏怖の念をもって、AIと対していきます。「人工知能は人間を超えるのか」という問いがいたるところで聞かれ、いささか食傷気味です。「ひょっとしたら超えるかも」との懸念があるから生まれる疑問です。

親交ある分子生物学者、福岡伸一さんは、「この問いは聞き飽きた」とした上で「生物は、同時性のなかに、有限の時間を作り出します。AIは、過去のものから選び出すだけです。フリーズされた時間をつなげることでつながりはできますが、本当の時間が流れているわけではありません」と彼特有の美しい言葉で評しておられます。私は、彼の言葉は「AIは〝出たとこ勝負〟に出ない」つまり、AIは「創発」の機能を搭載していない、ということを意味しているのではないかと解釈します。同様のことをノーベル生理学医学賞受賞者、ジャック・モノーも大ベストセラー『偶然と必然』（渡辺格、村上光彦訳／みすず書房／原題〝Le Hasard et la Nécessité〈無根拠性〉〟）において、40年以上前に記しています。生命は、ある一つの目的に向かって作られているかのように見える。しかし、実際は、「創発」が「合目的性」に先行すると述べています。この「創発」、つまり〝出たとこ勝負〟的な生き物の在り方が、我々の「希望」につながり、「幸福」を生むのではないかと思います。

AIは「幸福」を感じるか？という問いには大半の人はノーと即答するのではないでしょうか。これは、みんな、「幸福」は、人間、そして生き物が感じることができる特有の感覚だと確信しているからでしょう。いくらディープ・ラーニングしても「創発」ということは作り出せない。だから、AIは「幸福」を感じることはない、と無意識に信じています。しかし……AIには、将来も絶対に「創発」が望めないのか、AIに「希望」を持たすような試みはなされないのかというと、私は実は正直自信がありません。

Column

「メタボリックドミノ」と時空医療

2003年、まだ日本で「メタボリックシンドローム」の診断基準がつくられていない時期に、私は、肥満、メタボリックシンドロームによって起こってくる健康障害の進み方を示すために、「メタボリックドミノ」という言葉を提案しました。メタボで起こってくる病気は、ちょうど「ドミノ倒しゲーム」のように、人生の時間が流れていくなかで、連鎖反応を起こして進んでいきます（左の図）。

食べすぎや運動不足といった生活習慣の偏りがあると、「メタボリックドミノ」の最初のドミノ牌《はい》を倒すことになります。そうすると、体重が知らず知らずのうちに増えて肥満になります。おなかの中では、腸の周りに脂肪がどんどんたまっていきます。この脂肪組織が「内臓脂肪」と呼ばれています。内臓脂肪が増えることが、「メタボリックドミノ」の元凶になります。内臓脂肪が増えると、血糖を下げるホルモンであるインスリンの効きが悪くなり、その結果、血圧が上がり、食後の血糖が上昇し、また中性脂肪が高くなったり、善玉コレステロールであるＨＤＬコレステロールが低くなる脂質異常

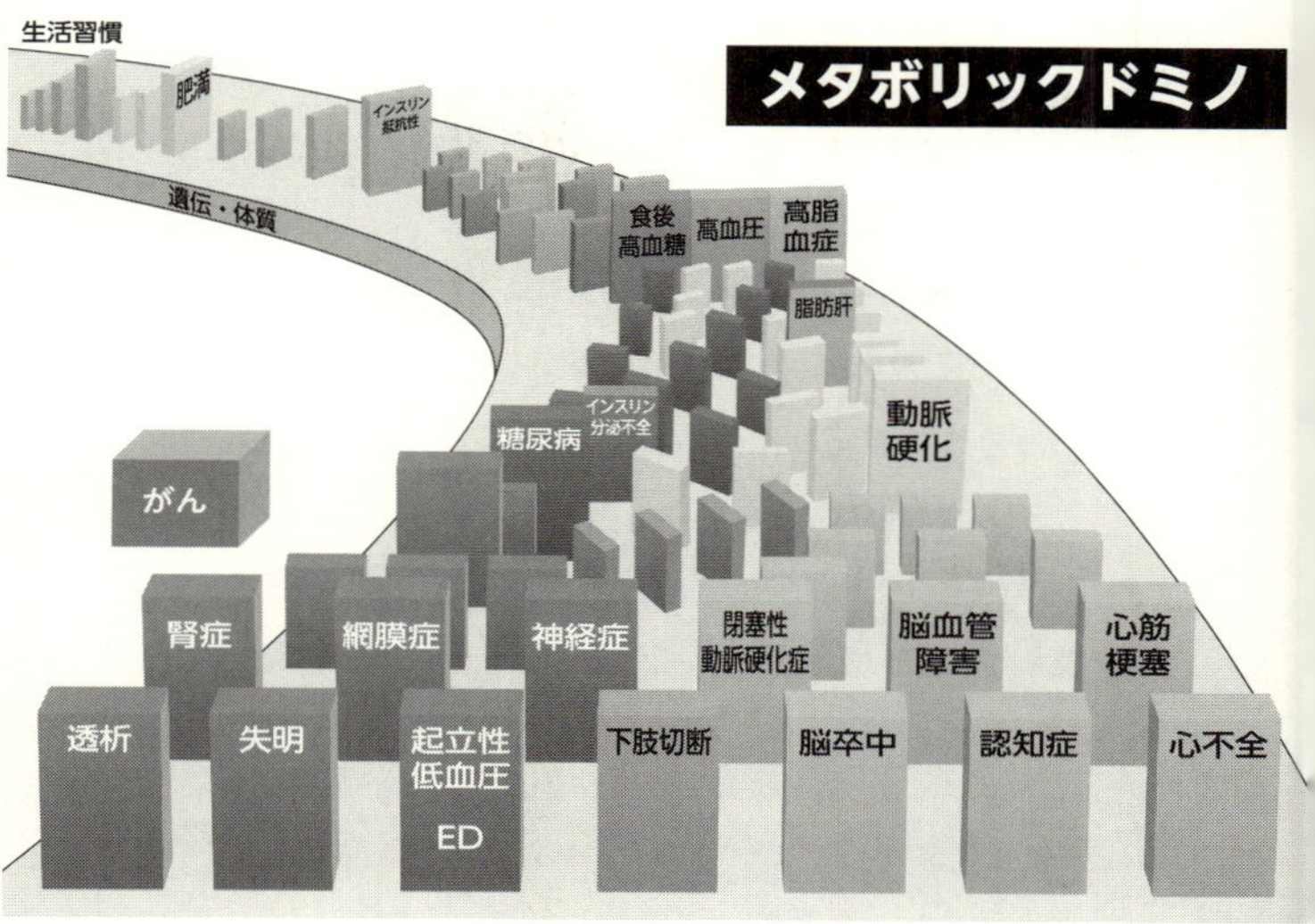

症が起こります。こうした生活習慣病はほぼ同時に起こってきます。このように内臓脂肪の蓄積が原因となって、時を同じくして起こる血圧の上昇、血糖の上昇、血中脂質の異常の重なりの状態が「メタボリックシンドローム」です（『臓器は若返る――メタボリックドミノの真実』伊藤裕／朝日新書）。

メタボリックシンドロームは、内臓脂肪がたまることがその原因と考えられる病気です。直接内臓脂肪量を測る機器も最近では開発されてきていますが、世界的には、へその周りの長さを測ることで、

わが国におけるメタボリックシンドロームの診断基準

必須項目 腹部周囲長　**男性：85cm以上　女性：90cm以上**

❶ **中性脂肪　150mg/dl以上**
あるいは
HDL(善玉)コレステロール　40mg/dl未満

LDL(悪玉)コレステロールは肥満と関係ない

❷ **血圧　最高血圧130mmHg以上**
あるいは
最低血圧　85mmHg以上

140mmHg以上/90mmHg以上(高血圧の診断基準)ではない

❸ **空腹時血糖　110mg/dl以上**

126mg/dl以上(糖尿病の診断基準)ではない

(以上❶〜❸のうち2項目以上該当)

簡便に内臓脂肪量の多さを判断しています。日本では、男性85㎝、女性90㎝以上が診断基準となっています(上の図)。まだこの時期は、メタボの始まり、初期の段階で、ふつうは糖尿病は起こっていません。しかし、こうした生活習慣病がたとえ軽い状態でも、重なることで動脈の血管の壁が厚くなったり硬くなったりする「動脈硬化」が静かに起こりはじめています。そして、あれよ、あれよというちに、十分な血液が臓器にいきわたらなくなって、脳出血や脳梗塞、認知症や、心筋梗塞、腎不全などが起こり、ついには、ドミノ牌は総崩れとなって我々は「死」を迎えます。

私がこの言葉をつくった時は、がんとメタボの関係はあまり注目されていませんでした。しかし、現在、糖尿病の方はがんで亡くなられる方が最も多く、肝臓がん、膵臓がん、子宮がん、大腸がんなど、肥満や糖尿病の方で多く起こるがんの存在が知られるようになりました。ですから、今では、この「メタボリックドミノ」の図に、がんのドミノ牌を加えるべきです。このように、「メタボリックドミノ」は、我々が最も気を付けなければならない病気といえます。世界保健機関（WHO）では、こうした病気の総体を「非感染性疾患 Non-communicable diseases; NCD」（細菌やウイルスなどの病原体の感染で起こる病気でないものすべて）と呼び、最も警戒すべき疾患群としています。

まさにメタボの病気の発症と進展は、臓器と臓器の「関わり合い」（体の中の空間で繰り広げられる臓器同士の連携プレー）、そして、それぞれの臓器が持っている「時間」（臓器がそれぞれ持っている賞味期限のようなもの、「臓器の時間」と私は呼んでいます）の流れのなかで進んでいきます。「空間」と「時間」、つまり、「あいだ」というものは、健康や病気を考える上でも大切です。私は、こうした臓器間での機能低下の影響、そして、臓器の機能低下の時間経過を正しく把握して、はやめはやめに障害を軌道修正しようとする医療を、「時空医療」と呼んでいます（医事新報　2013年7月号）。

旅人の　宿《やど》りせむ野に　霜降《しもふ》らば
我が子　羽裹《はぐく》め
天《あま》の　鶴群《たづむら》

（これから旅立つ人々は、異国の野原で
宿をとる日もあるでしょう。もしも　霜降る夜ならば
どうか　愛しいわが子を羽でくるんでやってください、
大空をゆく　鶴の群れたちよ）

（『万葉集』1791番歌　詠み人知らず）

一人息子を遣唐使として送りだす母親が詠んだ歌です。受験戦争に打ち勝った超エリートであった遣唐使たちですが、その生還率は50%。現代宇宙飛行士の宇宙からの生還よりはるかに危険な旅です。当時としてはとてつもない遠い国であった中国に旅立っていった自慢の息子を日本にいながら想い（空間）、これから起こってくるであろう（時

間）数々の苦難を慮《おもんぱか》って、いま目に映る鶴の群れを息子の守護神として中国へ向かわしめたいという母の強い願いがひしひしと伝わってくる歌です。

「時空医療」とは、子供（患者さん）を慮る母親（医師）の気持ちで実施する医療です。

第三章

「あいだ」をうめるホルモン力

私たちの人生はすべてホルモンが決める

これまで人間が本来的に「幸せ」であること、そして「幸せ」とは「あいだ」に存在することを見てきました。ではそのことは、医学的にはどう裏付けられるのでしょうか。人生の「あいだ」をうまくつなげてくれる、そして、自然に「幸せ」な気持ちを私たちにもたらしてくれるものが、私が専門にしている「ホルモン」です。

私たちは生まれてから死ぬまで、実に様々なことを経験します。子供から大人へとどんどん成長して、気の合った仲間も増え、やがて人を好きになり子供ができ、仕事のため、家庭のために馬車馬のように頑張って、そのうち体がだんだん弱り、病気を患ってそしてついに死を迎える。私たちの性格、友達の数、恋愛経験、食欲、睡眠の深さ、老化のスピード、がんになるなりやすさ、寿命などは、私たちの体自らがつくり出す「ホルモン」と呼ばれる物質が全部決めています（『なんでもホルモン』伊藤裕／朝日新書）。ホルモンは、細胞と細胞、臓器と臓器、さらには人と人の「あいだ」をうめる力を持っています。

ホルモンはワクワク感をつくる

そもそも「ホルモン」とは一体なんでしょうか？

日常生活で時に耳にする「ホルモン」という言葉——ホルモン剤、ホルモン焼きなど、なんとなく「ホルモン」は私たちを元気にしてくれる、日ごろの疲れを癒してくれそうな響きを持っています。

実際、1936年（昭和11年）に東京・赤十字博物館で開催された「ホルモン・ビタミン展覧会」で紹介されている昭和初期の日本人にとっての「ホルモン」のイメージは、「生命の基となる物質」であり、「若返りの秘薬」でした。

「ホルモン」は、いまからおよそ100年前、1905年（明治38年）イギリスの生理学者アーネスト・スターリングによって、ギリシア語の「hormaein: 刺激する、興奮させる」という言葉からつくられました。「ホルモン」は、我々の臓器でつくられてそれが、臓器を養っている血管の中に放出されて（〝分泌〟といいます）、体のほかの臓器に運ばれ、そこで効き目を発揮するものです。臓器と臓器の「あいだ」をまさにつなぐ物質です。

ホルモンは、アミノ酸や脂肪（コレステロールなど）からできた「粒」です。血液の中に分泌され、血液一滴の中には、100億個ぐらい存在しています。しかし重さは、1粒100億分の1グラムです。私たち自らが作り出すことができるオリジナルな物質です。

人工的な合成物質ではありません。ですから、ホルモンには変な副作用がありません。そして、その力は大変強いものです。私たちの血液を50mプールにたとえた場合、わずかスプーン1杯分のホルモンが溶けているだけで、その作用が発揮できます。これまでに、100種類以上のホルモンが知られています。

ホルモンの本来の働きは、ホルモンが働く「細胞」を「興奮」させることです。つまり、相手を感じさせることです。細胞同士の「興奮」によって、臓器全体の「興奮」がつくられ、その臓器の「興奮」は、ほかの臓器の「興奮」に影響を及ぼして、そして、ついには、我々の体全体を「興奮」させてくれます。

私たちは、過去に起こった楽しかったことの記憶を手掛かりに、将来起こるだろうことをあれこれ想像して、しかし、何が起こるかわからない不安と期待のなかで、「ワクワク感」が沸き起こってきます。ホルモンが作り出す「興奮」によって、この「ワクワク感」が生み出されるのです。

何かを期待して「ワクワク」しても、いざその期待していたことが実現してしまうと、その喜びは残念ながら消えていきます。ホルモンは、「ワクワクしている」過程、目的達成までの「あいだ」にどんどん分泌されて、私たちの体を「興奮」させることで、私たちを「ワクワク」させて「幸福」を生み出します。

心と体の「あいだ」をつなぐホルモン

「幸福」は、健全な「身体」から発して、健全に「心」を満たすことで生まれます。実は私たちの体では、脳と身体は「別世界」で、それぞれが別の原理で動いています。身体で起こる出来事が、脳に知らされて、脳が判断し、命令を身体に送っています。ですから、心の状態と身体の状態がアンバランスになる、つまりこの二つの「あいだ」が途切れると、私たちは、「幸福」から離れてしまいます。「不為合わせ」（お互いに働き合うことがない状態）を生み出します。

ホルモンは「体」と「心」の健全な状態を同時的に達成させることができる力を持っています。あとで詳しく述べますが、〝オキシトシン〟というホルモンは、脳と身体の境目の「下垂体」というところから分泌されて、身体と脳の両方に直接作用できます。オキシトシンが分泌されると臨月を迎えた女性の子宮を収縮させて赤ちゃんを娩出《べんしゅつ》させる作用を発揮しますが、脳に作用すると、男性女性を問わず、パートナーを愛おしく思うようになり、絆を高めます。つまり、ホルモンは、体と心の「あいだ」を結びつけて止揚させ、

「為合わせ（＝幸福）」をもたらすように働きます。

ホルモンはコミュニケーションのツール

「幸福」のために「あいだ」をうまくうめるには、まずは「相手」に、「自分」の存在を知ってもらい、「自分」がほかの人の力を必要としていると「相手」に感じてもらわないといけません。そして、「相手」が「自分」に手を貸してくれる気になってもらう必要があります。

そのためには、「相手」にとっても大切だと思える〝何か〟を伝えることが大切です。「相手」にとっても「これは他人事ではない」と感じてもらう――つまり〝身内〟意識を持ってもらう――〝何か〟を伝えるのです。この〝何か〟が〝情報〟です。集団のなかでは、自分だけでは決して知りえない、しかしほかの人は知っていて、お互い知っておくべきものがたくさんあります。これが〝情報〟です。この〝情報〟を伝えることがコミュニケーションです（『通信の数学的理論』クロード・シャノン、ワレン・ウィーバー著、植松友彦訳／ちくま学芸文庫）。

ホルモンは、お互い持っている〝情報〟を伝え合うための「コミュニケーションツール」です。「お互い」とは、細胞同士であり、臓器同士であり、そして人間同士（男女同士）です。ホルモンはこうして、「生命体同士の会話の媒体」となり、「あいだ」を結びつけます。

ホルモンは、どんな相手にも効き目を表すわけではありません。細胞が、ホルモンの「受け手」となるタンパク質を持っている時、そのタンパク質にホルモンが結合して初めてホルモンは作用を発揮します。このホルモンの受け手は「受容体、レセプター」と呼ばれています。ラジオやテレビにおいて、電波がホルモンだとすると、電波受信機が受容体です。受信機を持っていないと、ラジオもテレビも視聴できません。しっかりと伝えるべき相手にだけ、ホルモンは〝情報〟を伝えます。

ホルモンの誕生と「生き方」革命

ホルモンはいつから私たちの体に備わったのでしょうか。

生命60億年の長い歴史において、年々酸素濃度は上昇していきました。逆にこの酸素濃度の上昇が生命の進化を推し進めたと言えます。一個の細胞で別々に生きていた生物（単細胞生物）は、14億〜10億年前に徐々に塊をつくって、集団として一個の生命〝社会〟をつくるようになるものが現れました（多細胞生物の出現）。そして、酸素濃度が10％程度にまで到達した約5億4000万年前、カンブリア紀の時に、それまで数十種しかなかった多細胞生物は、突然、5000万年という極めて短期間のうちに、数万種にまで爆発的に増加しました（カンブリアの大爆発）。それまで単独で生きていた細胞は〝集団〟で生きることの素晴らしさを見いだし、〝一つ〟の体となることの喜びを知ったのです。細胞が、ラグビーなどでよく言われるチームプレイの精神〝All for One, One for All〟を学んだのです。この時に細胞同士は、助け合って一つの体を作るために、お互い持っている〝情報〟をやり取りする必要が出てきました。こうして「ホルモン」は誕生しました。ホルモンにとって、All for One, One for Allは、その創立理念です。細胞と細胞の「あいだ」をつなぐホルモンの力で、細胞同士が合体して、私たちの体が出来上がったのです。

単細胞生物は、単に自分の体が二つに分裂することで増殖します。その単純な繰り返しが生きることのすべてでした。しかし、多細胞生物になると、「種」の保存のために個体の〝情報〟は、生殖細胞に集約されて次世代の子供に伝えなければならなくなりました。生きることは、親から子供への「情報伝達ゲーム」となったのです。ホルモンは、そのためにも必要でした。

このように、お互いに〝情報〟を伝え合い、助け合うことがホルモンの大使命でした。ホルモンが生まれたことで、私たちの「生き方」は大きく変わりました。

ワンピース世代の「助け合い」とホルモン

何かにつけて自信喪失気味の我が国ですが、「漫画文化」は世界に冠たる地位を確保しています。戦後日本では、『鉄腕アトム』を読んだ子供たちが技術立国日本を築きあげ、『あしたのジョー』を読んだ子供たちが戦後の世論を牽引しました。鈴木貴博さんは『「ワンピース世代」の反乱、「ガンダム世代」の憂鬱』（朝日新聞出版）で、1960年代生まれの世代と1980年代生まれの世代間の意識断裂を指摘しています。

鈴木さんはティーンエイジ期に読んでいた漫画が、その人間の行動規範の原型を形作るとしています。そして、我が国の漫画史上燦然と輝くメガヒット、『機動戦士ガンダム』が1979年に放映開始され、『ONE PIECE』が1997年に連載開始となり、それぞれの世代のティーンエイジの時期に大きく影響を及ぼしたというのです。

私は1957年生まれですが、東京オリンピック、新幹線開通、大阪万博を記憶にとどめていますし、高度経済成長を実感しています。ジャパン・アズ・ナンバーワンの意識をもって留学もしました。この世代にとって、会社という集団は自分の帰属すべき巣、ホームグラウンドであり、滅私奉公とまではないにせよ、会社の隆盛が自分の生活の豊かさに直結するという、いまでは「都市伝説」的にも捉えられる考えが刷り込まれています。

『機動戦士ガンダム』は地球連邦軍とジオン公国との対立抗争を描いています。地球連邦軍のやり方に疑問を持ちながらも主人公のアムロ・レイは、命令一下「ガンダム、行きます！」とライバル、シャアとの戦いに挑んでいきました。これが、タテ社会的ガンダム世界観です。つまり、地球連邦軍に属する戦闘員は、一人ひとりが軍という、捉えがたい〝組織〟〝団体〟と一対一で結びついていました。

一方、バブル崩壊後に就職したワンピース世代にとって、会社はその存続のために、いつでも簡単に社員を切り捨てる集団と映ります。もともと捉えにくかった「会社」組織のイメージが完全に瓦解してしまいます。

『ONE PIECE』では、ルフィを中心にした「麦わら海賊団」はそれぞれ強い個性を持って数々の困難に立ち向かっていきます。この集団でのキーワードは、「仲間」であり「助け合い」です。会社より友達が大切な、ヨコ社会的ワンピース世界観です。

彼らがティーンエイジの時に「ポケベル」が登場しました。それまでは、学校から家に戻ると、友達とは隔絶され、〝個〟の生活をしていました。しかし、ポケベルの登場で、簡単に友達と〝つながる〟ことができるようになりました。そしてメールが生まれ、ワンピース世代は飛躍的にコミュニケーション能力が高まりました。そのなかで彼らは仲間のなかでうまく生きる生き方を着実に身につけていきました。いまでは、ラインなどのSNSはこの社会の常識になっています。〝つながる〟という意識は、完全に私たちの体に刷り込まれています（もちろんその弊害も深刻になっています。常に、自分がほかの人の目にさらされている、という恐怖感のなかで、萎縮し、なるべく目立たないようにしようという気風が醸し出されているのは、大変残念です。麦わら海賊団の、世界の海を駆け巡る冒険心はそこにはありません）。

このワンピース世代に見られる「助け合い」が、ホルモンの目指すところです。「ワンピース」の名前の由来は、作者尾田栄一郎さんしか知らないといわれていますが、「一つながりの大秘宝」に関係すると噂されています。しかし、やはり、ワンは一つ、ピースは平和を連想してしまいます。

ホルモンの持っているワンピース世代の世界観、自分の仲間の「あいだ」をうめようとする力に、私は「幸福」を生み出すパワーを感じます。ホルモンはうまく分泌されて力を存分に発揮することで、心と体の「あいだ」、人と人の「あいだ」をうめてくれます。そうすることでホルモンは、「全体」としての「平和」を目指しているように私には映ります。

ホルモンの使命

ホルモンは、具体的に体にどのような作用をするのでしょうか。おおまかにいうと以下の四つになります。

1. 妊娠・分娩・出産・育児をスムーズに行わせる（生殖）
2. 食べ物を確保して、子供をつくれる健常な体をつくる（成長）
3. 食べたものを消化吸収して、生きていくための燃料をつくる（エネルギー代謝）
4. 成長して子供をつくるまでの「時間」、さらに、子供を育てるための「時間」を稼ぐために、常に体の調子を一定の幅に整える、つまり〝ブレナイ〟体をつくる

ホルモンの働きとして挙げた1〜4は、一見、別々の作用のように見えますが、考えて

みると、すべては「種」の保存のために——といえます。これは、これまでお話ししてきたように、生きることの究極の目的です。ですから、ホルモンがうまく働けば、私たちは、自然と「幸せ」な気持ちになれるのです。

「おもてなし」とホルモン

ホルモンの持つ四つの力のうち、4番目の〝ブレナイ〟体をつくる作用はとくに大切です。どのようにして、ホルモンは〝ブレナイ〟体をつくるのでしょうか。

近代生理学の父、クロード・ベルナールは『実験医学序説』（1865年）において、正常（健康）と異常（病気）が決して別々のものではなく、連続していて、「内部環境」の乱れこそが病気であることを見いだしました。「内部環境」というのは、私たちの体の中、「仕切り」の中の世界です。のちに、米国の生理学者、ウォルター・B・キャノンは、内部環境の維持、つまり〝ブレナイ〟体を「ホメオスタシス」と呼ぶようになりました。ホルモンは、私たち一人ひとりのホメオスタシスを保って病気にならないように働きます。この「ホメオスタシス」は、いわゆる「おもてなし」の精神があって初めて実現します。

2020年夏のオリンピック東京開催を決定づけた、日本人が持っている「おもてなし」の心は、日本人に限らず、人として持ち合わすべき大切な矜持《きょうじ》だと思います。「おもてなし」は本来、茶道のことばで、主人が、賓客が十分に楽しんでいただくために、物心にわたって「もてなす」という姿勢から来ています。「表も裏もない」という言葉からきているとの説もありますが、その意味合いも十分に亨《とお》ります。

日本の老舗旅館を代表する石川県の加賀屋では「おもてなし」を「宿泊客が求めていることを、求められる前に提供すること」としています。常にお客さんの顔色、気配を見つめ続け、何を望んでいるのか考え、予測して適宜対応し続ける姿勢が、長年変わらぬ加賀屋の人気を保つ所以《ゆえん》となっているのでしょう。

この「おもてなし」の姿勢こそがホルモンの本質です。

「おもてなし」の姿勢には二つあると私は思っています。まずは、相手の顔色が少しでも変わったら、不平不満が噴出しないうちに即座にそれを見て取って対応する姿勢。不具合が起こってもそれを最小限にするやり方です。しかし、もっと素晴らしいのは、場の成り行きから、このままいくときっと相手は気分を害するようになるだろうと予測して、顔色が変わらないうちに手を打つ姿勢です。そうすれば問題そのものが起こりません。このやり方が、加賀屋家訓の意味するところです。

科学の世界では、前者は「フィードバック」機構、後者は「フィードフォワード」機構と呼ばれます。「過去」つまりすでに起こったことを参考にこれからのこと、「将来」を決めるやり方が、「フィードバック」です。一方「フィードフォワード」は、実際にはまだ起こってはいないが、これまでのたくさんの「過去」の記録や記憶から、起こりそうだということを予想して手を打つというやり方です。この二つの機構は、過去、現在、未来の時間の「あいだ」をうまくうめるための二つの方策といえます。

我々が学生の時、ホルモンはフィードバックによって私たちの体の調子を一定に保つ、それがホルモンの本質だと習いました。

たとえば、食べ物を食べると血糖が上がる。それを膵臓が感じて、血糖を下げるホルモンであるインスリンを出して血糖が上がりすぎないようにする。これがフィードバックシステムの典型であると習いました。行き過ぎを抑えるという意味で、ネガティブ・フィードバック（負の制御）と呼ばれます。

しかし、これは後追いの姿勢で、血糖は極端に上がりすぎないかもしれませんが、常に狭い範囲に収めることはできません。乱高下をきたすはずです。しかし、健康な人では、どんなものを食べても常に血糖は140㎎／dl以下です。

腸管ホルモンの「おもてなし」

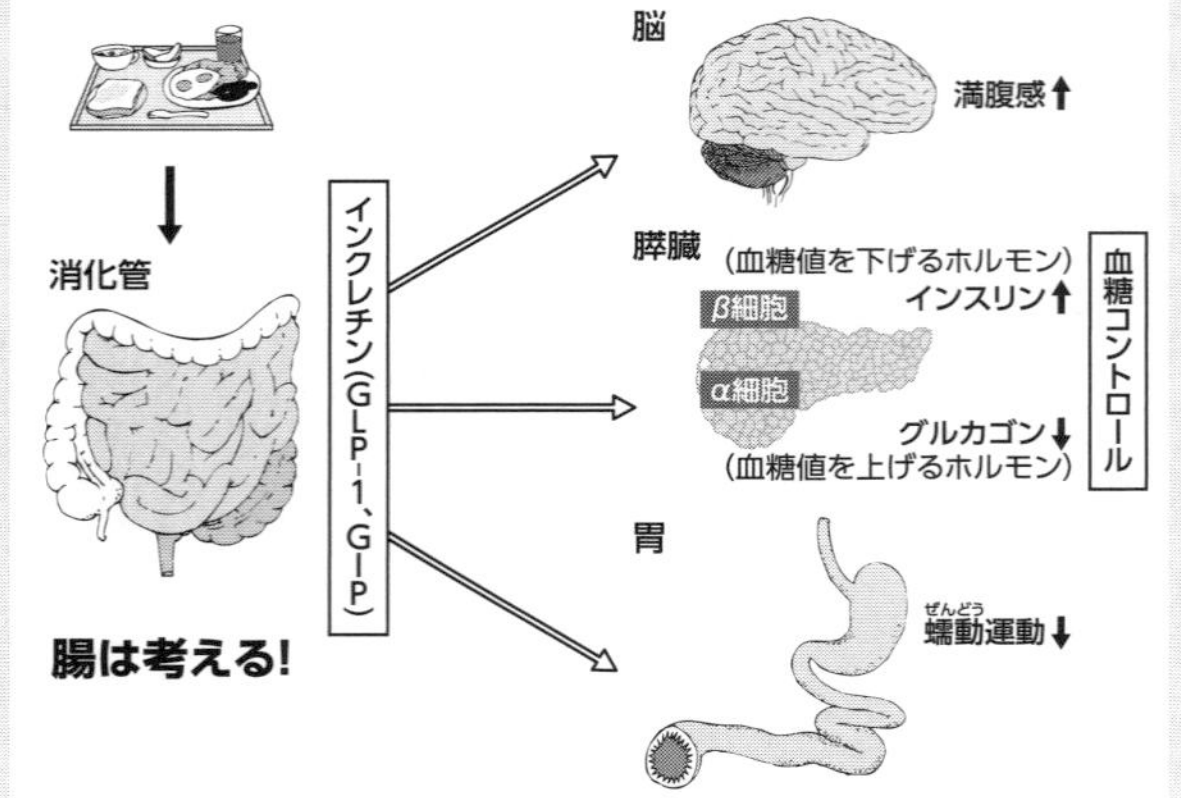

実は、私たちの体は、食べ物が腸に入ってきた瞬間にそのことを神経が感じ取って、腸のホルモン分泌細胞から腸ホルモン（インクレチン）を分泌し始めます（上の図）。これは血糖が上がる前に起こっていることで、このインクレチンが、血液を通って膵臓に運ばれ、少しずつですがインスリンの分泌を増やすのです。つまり、血糖が上がり始めるのと同時的にインスリンの分泌も増えることができて、血糖の急激な上昇が抑えられます。つまり、腸は血糖が上がることをあらかじめ〝予測して〟ホルモンを分泌するのです。これがフィードフォワード機構です。まさに「おもてなし」の精神そのも

のです。ホルモンのフィードフォワード制御の研究は今始まったばかりです。いわゆる「血糖値スパイク」は、ホルモンの「おもてなし」の精神が失われて起こってきます。最近の我々の体は「おもてなし」が不得意になってきているのです。

ホルモンは、分泌のタイミングと、働きかける臓器を、その時その時に絶妙に選びだして、つまり、私たちの体の「空間」と「時間」の「あいだ」をうまくつなぐことで、なるべく我々の体を一定の状態に維持しようとしています。このように「おもてなし」の心でブレナイ体をつくる——「恒常性維持」こそ、ホルモンの真骨頂です。

100年にわたる私たちの人生において、どんなホルモンがどのようなかたちで、私たちの人生に「幸福」をもたらしてくれるのかという観点から見て分類して具体的にお話ししていきたいと思います。

第四章

「幸福」をつくるホルモンたち

1　「元気」をくれるホルモンたち

ミトコンドリア——生きる源

「生きている」ということは、「同じような形態・状態を保ちながらも、身体を構成している物質や器官が自律的に更新・変化し続けている状態」（『「代謝」がわかれば身体がわかる』大平万里／光文社新書）といえます。そのために体の中では、様々な化学反応が常に同時的に進んでいます。この化学反応がいわゆる「代謝」です。私たちの体は細胞からできています。私たちは、この細胞のパーツを常につくり出し、劣化したものをリニューアルしながら、それを駆動するエネルギーを生み出しそして消費しています。つまり「代謝」は、物質が変化すること（物質代謝）とエネルギーが出入りする（エネルギー代謝）が同時的に進んでいる状態です。

　このエネルギー（化学反応の駆動力）をつくる細胞の中の場所（細胞内小器官）が「ミトコンドリア」と呼ばれるところです（左の図）。ミトコンドリアでは、肺で取り込まれ、赤血球の中のヘモグロビンに結合して運ばれてきた酸素を燃料として、腸から吸収された

ミトコンドリアはエネルギーの発電所

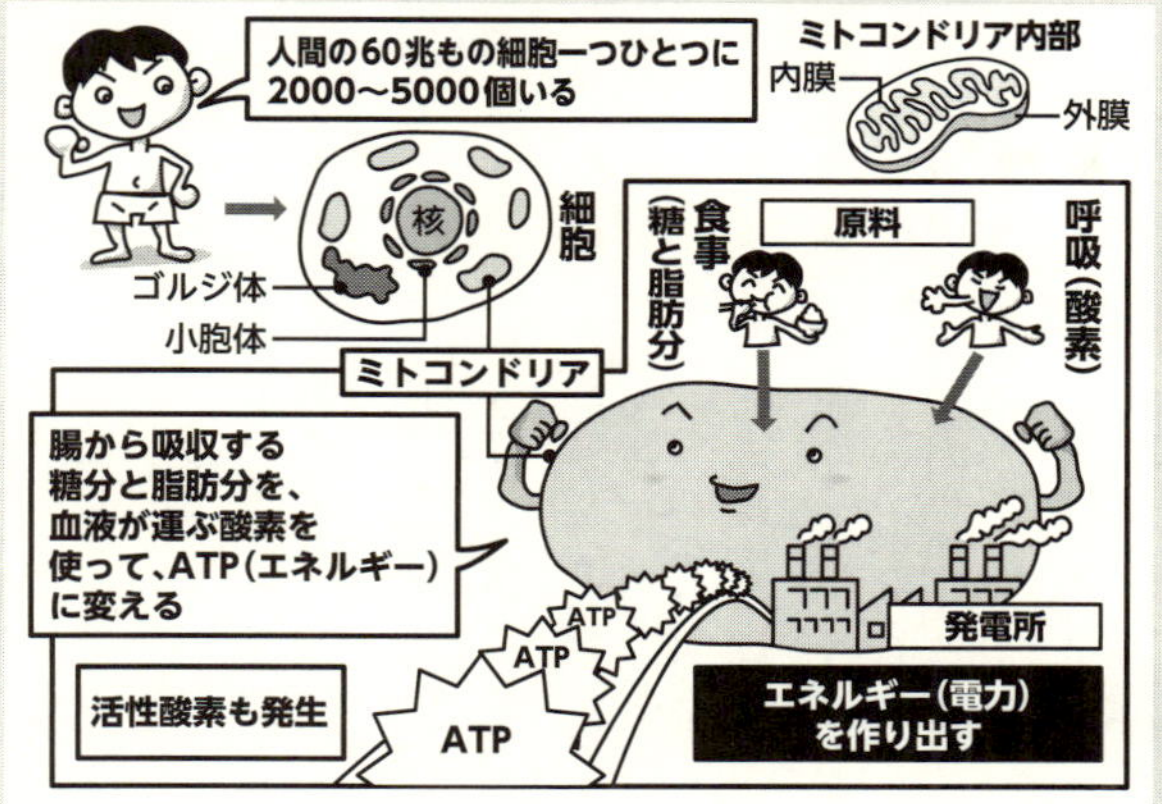

栄養素であるブドウ糖、脂肪酸、あるいは、タンパク質を構成するアミノ酸を材料にして、〝ATP〟（アデノシン三リン酸）と呼ばれる物質をつくり出します。燃料の酸素と原料の栄養素を供給する血液が常に流れていないと私たちの細胞は数分しか持ちません。これは、「代謝」が常に〝流れていない〟と私たちは生きられないということを端的に物語っています。

ATPは、分解される過程でエネルギーを取り出すことができるので〝生体のエネルギー通貨〟と呼ばれます。ATPのおかげで私たちは、生命の力を貯め込むことができるのです。ミトコンドリアが細胞の中にいてくれるおかげで、生命体はいつでもどこでも、必要な時に大量のエネルギーを使うことができるようになって爆発的に進化しました。ミトコンドリアは、もともと私たちの細胞の祖先とは異なった、酸素をうまく使う術に長けた別の生物（細菌）でした。生物の長い歴史において、酸素が増加していったとお話ししましたが、もともと酸素は、電子を受け入れる能力が最大の元素で、まさに生きるためには欠かせないものです。しかしそれだけに、逆に取り扱い注意の危険物質、毒にもなるものでした。私たちの祖先細胞は、30億年ほど前に、自分の体の「内」に、この魅力的だけれどもキケン極まりない酸素をうまく処理してくれる別の生物を取り込むことで、彼らを私たちの身内にしました。ですから、ミトコンドリアは、私たちの細胞の中では、厳格に膜で「仕切られて」存在しています。別々のものであった証です。さらに、ミトコンドリア自体も二重の膜で「仕切られて」いて（前ページの図）、外側と内側の膜の「あいだ」の空間に水素イオンを貯め込み、その水素イオンを一気に内側の膜で仕切られた内部の空間に放出し、その時の力でATPを作り出します。ちょうどダムに水を貯めておいて、それを一気に放水することで、発電する水力発電と似ています。

このように私たちの細胞の中でも、「仕切り」の入れ子構造が存在して、この「仕切り」が生きる力の源をつくり出しています。

代謝反応と人間社会

細胞の中で繰り広げられている代謝のありようは、人と人が構成する社会（〝人間〟という言葉のもともとの定義：人と人の「あいだ」）にも当てはまります。〝人間〟社会が存続するためには、それを構成する人たちが常に入れ替わらないといけません。長老がいつまでも同じ権力の場に居座る社会は、いずれ滅びます。しかし、この人間社会のリニューアルには、大変大きなエネルギーが必要です。

「超高齢社会」になって、高齢者人口の比重が高まった時、高齢者たちが、同じポジションに体力の続く限りしがみつくのでは社会の劣化は加速されるばかりです。高齢者が自分たちのための別の〝居場所〟や、別の〝役割〟を見つけること、そして、それが人間社会のリニューアルと結びついていることが大切です。そうして実現した活性化した社会のなかに初めて、高齢者を含めた、個々人の「幸福」が宿ります。

「鶴は千年、亀は万年」

「鶴は千年、亀は万年」とよく言われます。本当に鶴や亀は長生きなのでしょうか？　—

般的に体が大きくなるほど動物の寿命は延びます。イヌやネコの寿命は、15〜18年、ゾウは50〜60年生きます。しかし、それほど大きくない亀はどうかというと、ゾウガメ、約100〜150年、カロライナハコガメは138年、アルダブラゾウガメは152年という記録があります。亀はべらぼうに長生きです。飼い始めると、下手をすると、私たちのほうが先に死なないといけなくなるのです。それでは鶴はどうでしょうか？　鶴は、約25〜30年、動物園で飼育していると50〜80年も生きるそうです。鶴に限らず、鳥類は同じ大きさのほかの種の動物に比べて長生きです。オウムでも20年ぐらい生きます。

何故でしょうか？　それは、鳥は飛ばないといけないからです。飛んでいる途中で、疲れて文字通り「羽を休めて」しまっては、堕ちてしまいます。常にたくさんのエネルギーを生み出さないといけないのです。そのため、鳥類のミトコンドリアは、たくさんＡＴＰをつくり出すことができる上に、酸素がうまく使えない時に発生する不完全燃焼物＝活性酸素（体の障害を起こします）の排泄も少ないのです。鳥型の「高効率ミトコンドリア」を持てば、私たちは活気に満ちた人生を楽しむことができます。

「翼をください」

今　わたしの願いごとが　叶うならば　翼がほしい
この背中に　鳥のように　白い翼　つけて下さい
この大空に　翼を広げ　飛んで行きたいよ
悲しみのない自由な空へ　翼はためかせ　行きたい

（歌手・赤い鳥／作詞・山上路夫／作曲・村井邦彦）

ミトコンドリア健康長寿法

私たちは、誰でも老化して最後は死を迎えますが、これは、一言でいうと、細胞代謝の低下であり、〝ミトコンドリアの衰え〟と言えます。細菌やウイルス等別の生物に体を侵される「感染症」は別として、がんも含めた大半の病気、メタボリックドミノに登場する「非感染性疾患ＮＣＤ」は、すべて「ミトコンドリアの機能障害」とみなせます。

ですから、ミトコンドリアを元気よく保つことは、私たちの体を元気に保つことに即つながります。私たちは元気がないと、「幸福」になろうとはなかなか思えません。

私たちの研究グループは、胃から分泌される「グレリン」、そして、心臓血管から分泌される「ナトリウム利尿ペプチド」や「ＮＯ（一酸化窒素）」というホルモンがミトコンド

ナトリウム利尿ペプチドの働き

ナトリウム利尿ペプチドの働きを強くした
マウスでは肥満になりにくい

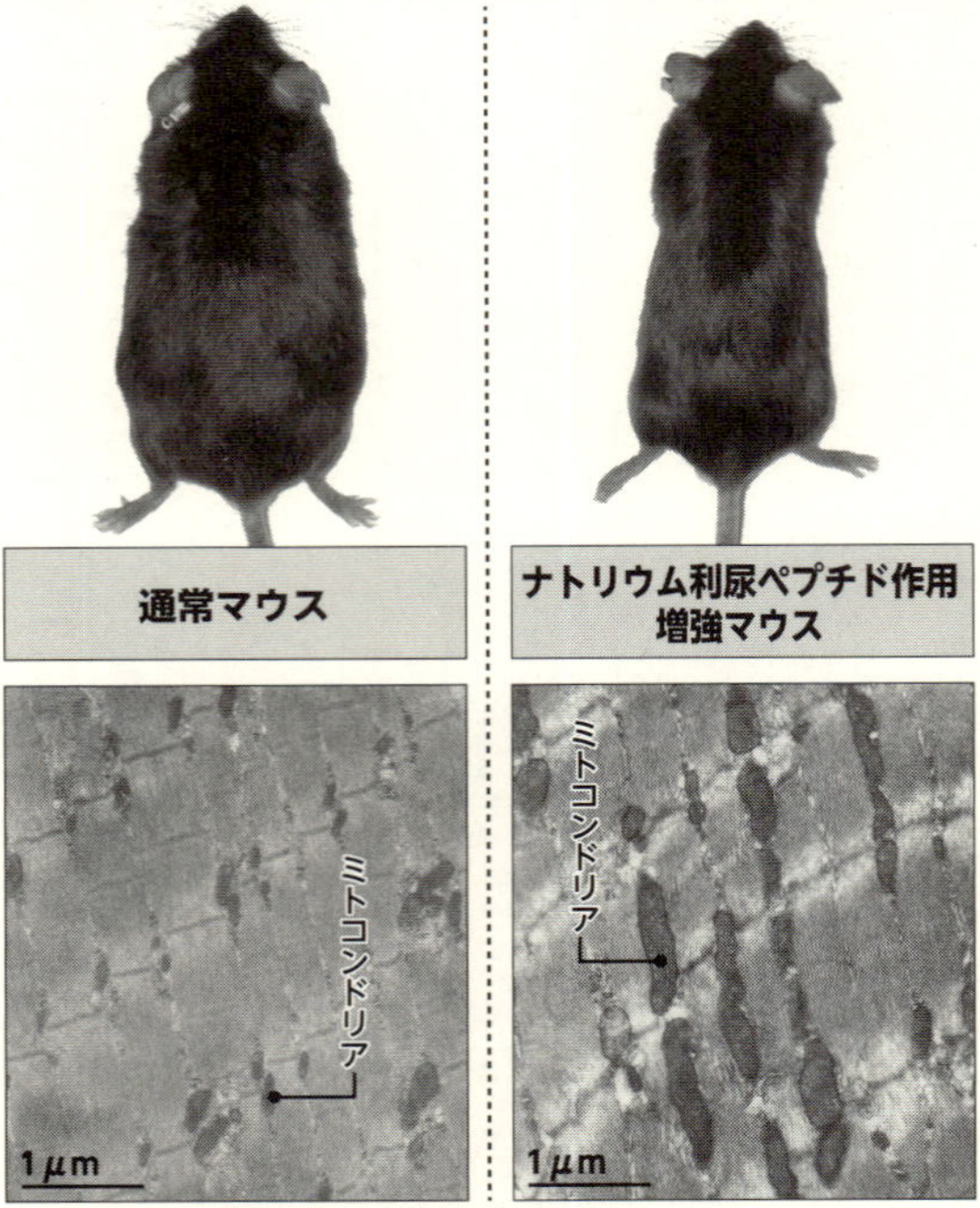

大腿直筋 電子顕微鏡(×10000)

ナトリウム利尿ペプチドの作用が増強したマウスでは
ミトコンドリアが発達している

(Miyashita K et.al. Diabetes, 2009)

リアを元気にすることを見つけ出しました（右写真）。ミトコンドリアでつくられるATPの原料である栄養素を吸収する消化管である胃、そして、燃料の酸素と原料の栄養素を運ぶ血液を送り出す心臓や血液が流れる血管から分泌されるホルモンたちが、ミトコンドリアを元気にするということには何か因縁めいたものを感じます。胃腸と心血管の強化が健康長寿につながるというのは、至極明白なのですが、それはホルモン的に説明がつくのです。奇しくも、これらのホルモンは、日本人研究者によって発見されました。メイドインジャパンといえるホルモンは、私たちに元気を与えてくれます。

至福（腹？）の空腹感

新しい御馳走の発見は人類の幸福にとって天体の発見以上のものである。

（『美味礼讃』ブリア＝サヴァラン著、関根秀雄、戸部松実訳／岩波文庫）

皆さんは、おなかが空いている時とおなかが一杯の時とでは、どちらが「幸せ」でしょうか？　もちろん満腹の時だと答えられるでしょう。

しかし、おなか一杯になってしまうと、気持ち悪い、もう無理！という気持ちになり、一気に幸せ感は失せてしまいます。おなかが空いてものを食べたいという食欲は、ともすれば、すぐに消滅する〝悪い幸福〟を生み出すと考えられがちです。

本当は、空腹を感じるから食べたい気持ちが高まり、そしてようやく食べたものが口に入ると美味しく感じ、そして〝食べている〟時に、うれしい気持ちになるのではないでしょうか？　さらに、その美味しさや満足感が過去の記憶となって、将来また美味しいものを食べたいという「ワクワク感」、幸せ感を生みます。やはり「幸福」は、「空腹」と「満腹」の「あいだ」にあります。こうした食べ物にまつわる「幸福」を司るのが、「グレリン」と呼ばれる、まさに食の玄関口、胃から分泌されるホルモンです。ですから、空腹感は、いわゆる〝悪い幸福〟ではなく〝いい幸福〟です。まったく後ろめたいことでないのです。

グレリンは、1999年、国立循環器病センターの児島将康（現久留米大学教授）・寒川賢治両氏によって発見されました。「グレ」は、インドヨーロッパ言語で、「成長」という意味です。私たちが空腹になった時に、胃がその状態を感じ取ってたくさんグレリンを分泌します。私たちは、空腹は頭で感じると思っていますが、実は、おなかが空っぽという状態はまず現場の胃が感じ取って、その気持ち――胃で得られた〝情報〟――をグレリンによって、胃の周りの神経を「興奮」させ脳に伝えることで起こります。グレリンは、脂肪酸がくっつくことで、初めて活性を持ちます。脂肪酸は、空腹時に脂肪が分解されて形成されます。ですから、空腹時にグレリンは効果を発揮することになります。おなかが減れば、たくさん食べて成長しろという命令を出すホルモンです。

飢餓状態はエネルギー切れで、まさに生命にとっては危機的な状況です。こうした状態でたくさん分泌されたグレリンは、血液に分泌されるより早く、胃の周りにある脳へ直通する神経ケーブルに働きかけます。ホットラインのようなものです。こうして「早く食べろ」と腸が脳に命令します。グレリンの脳への命令はそれだけではありません。「成長ホルモン」の分泌を増やせと命令します（もともとグレリンは、成長ホルモンの分泌を促すホルモンとして見つかってきました）。「成長ホルモン」は、成長期には、取った栄養素を使って私たちの体（筋肉や骨）を成長させるためのホルモンです。しかし、「成長ホルモン」は、成長が終わった大人でも分泌されています。「成長ホルモン」は、短期的には血糖を上げる作用があるので、空腹で低血糖になっているのを助ける作用を発揮します。極端な飢餓の時には、グレリンは私たちをおとなしくさせる、眠くさせる作用もあります。一種の冬眠状態を誘発します。極めて低血糖になっている時には、暴れずにいたほうが無難です。私たちをおとなしくさせてエネルギーの消費を抑えたいのです。おなかが空くと誰でもおとなしくなってしまうのもそのせいかもしれません。

グレリンは、おなかが減ると分泌され、我々がしっかり食べて、丈夫な体をつくり、そして生きるためのエネルギーをたくさんつくり出すことを促します。グレリンは、食欲増進ホルモンとして、肥満を促す〝悪玉ホルモン〟としてとらえられがちですが、決してそんなことはありません。グレリンは、おなかが減っている時にだけその効果を発揮するので、たくさん食べた時は、その働きは抑制されます。悪玉ホルモンとは、濡れ衣です。

肥満（メタボ）とやせ（フレイル）——超高齢社会の今昔物語

年を取ると筋肉のミトコンドリアが弱ってきて、持久力がなくなってきます。1年に筋肉の量は1％ずつ減っていきます。85歳以上の人のミトコンドリアの機能は18〜39歳の人の46％に減少していることが知られています。

これまで、メタボが注目され、〝おなかポッコリ〟が悪とされてきました。この事実は変わることがないのですが、いまは、そうして中年期にメタボとなった人がミトコンドリア機能が衰えたまま、高齢になっていくことで筋肉量がどんどん減っていくことが注目されています。動きが遅くなる、転びやすいなど、多くの高齢者を悩ます症状が起こってきます。これが、いわゆる〝虚弱〟（英語ではfrail フレイル）と呼ばれる状態です。フレイルは、「超高齢社会」において、確実に新たな脅威となります。フレイルは、要支援、要介護の危険性の高い状態として社会的にも大変注目されています。

フレイルは、以下の基準で診断されています。

1. 体重が減少
2. 歩行速度が低下
3. 握力が低下
4. 疲れやすい
5. 身体の活動レベルが低下

これら五つのうち、三つが当てはまるとフレイルとみなされます。

大まかな基準なので判断しにくいですが、歩行速度の低下がわかりやすいと思います。

速度が０・８m／秒以下の状態、これは、大まかには、交差点で信号待ちをしていて、赤から青に変わって横断歩道を渡り始めて、信号が変わるまでに、反対側まで渡り切れない状況です。フレイルになると、転倒の発生は１・３倍、移動能力の悪化は１・５倍、日常生活レベルの悪化は２・０倍になることが知られています。

中年の「メタボ」、高齢者の「フレイル」が問題なのです。肥満は悪いということばかりが喧伝され、お年寄りまで、肥満が悪ということで、食べたいものを我慢するのはいかがなものかと私は思っています。かえって「幸福」から遠くなります。むしろ栄養不足のほうが問題なのです。中年の時にタンパク質をたくさん取りすぎると、将来がんや糖尿病の発生を高めて寿命が短くなるが、高齢者では低タンパク質のほうがむしろ寿命が短くなるという報告もあります。外来で私は、比較的元気なお年寄りには、「食べたいものを一杯食べて元気でいてくださいね」といっています。

「超高齢社会」における栄養の取り方は、年齢に応じた新たな考えを持つ必要があります。

「幸福」のグー

私たちの研究では、年老いたマウスにグレリンを投与したところ、持久力が回復しました。また、腎臓が弱ったマウスにグレリンを与えたところ、タンパク尿が減って腎機能が回復することを見つけ出しました。実際にグレリンは人間に投与すると、いろいろな病気に効果を示すことが報告されています。がんでやせてしまった人、心不全、呼吸不全、糖尿病性神経障害などを回復させることが示されました。

どうして、グレリンは、これほどまでにいろいろな臓器を元気にして、若返らせることができるのでしょうか。それは、グレリンがミトコンドリアを元気づけるからです。

グレリンは、空腹の時にしか分泌されません。たとえ摂取カロリーを減らしてもだらだら食べていたのでは、胃は空腹を感じることはなく、グレリンも分泌されません。

常時食べるものに囲まれている私たちは、空腹を感じることがなくなったのではないでしょうか。

皆さんは、自分の生活を振り返って、おなかがグーと鳴ることが最近あったでしょうか? おなかが減った時に、おなかがグーと鳴るのは、実はグレリンの作用です。しっかりグレリンが分泌されているという証拠です。グレリンが分泌されてグーと鳴れば、全身の臓器のミトコンドリアが元気づけられます。そして「幸福」を感じることができる体と心が生まれます。幸福のグーです。

私たちは慶應義塾大学病院で、腎臓病のために数カ月後には透析をしなければならないと予想されるまでになった患者さんにグレリンを投与して、なんとか透析になるまでの時間を少しでも延ばせないかという臨床試験を行っています。腎臓の悪い患者さんにグレリンを投与するとみなさん、おなかがグーと鳴ります。私たちは、このグーが腎臓を元気にしてくれることに期待しています。

私が卒業した大学の大先輩にあたる、日野原重明先生は残念ながら105歳でお亡くなりになりましたが、数年前の同窓会の時には、ステーキが好きだと豪語しておられました。この話は有名で、多くの方は、肉を食べたほうが長生きすると思っているかもしれませんが、そうではなく、肉を食べられるほどに、胃腸が元気だから長生きされたということです。健康な体は健康な胃腸に宿るということです。

「健康になるために運動する」vs.「運動するために健康になる」

高く登ろうと思うなら、自分の脚を使うことだ！　高いところへは、他人によって運ばれてはならない。ひとの背中や頭に乗ってはならない！

（『ツァラトゥストラはこう言った』フリードリヒ・ニーチェ／岩波文庫）

外来でメタボの患者さんを診察していると、私が「少しやせたほうがいいですね」というと、患者さんは「すみません。最近運動不足でして。少し動くようにします！」とオウム返しのように言われます。私は、悲しくなります。これは、患者さんの「言い訳」です。食べる物を減らすことはまったく考えていらっしゃらない。

はっきり言わせてもらうと、「現実では、運動をすることでやせることはない！」です。肥満は、摂取カロリーが消費カロリーを上回る結果生まれます。もちろん運動することで少しは消費カロリーは増えますが、肥満になっている方では、圧倒的に摂取カロリーが多い状態なのです。運動して、おなかが空いたために、あるいは運動したことをいいことにたくさん食べれば元の木阿弥です。体重を減らすには、食べることを変えることにつきます。食べる物を減らすことがまず第一、そしてその次には、食べる物の種類（低糖質にする）、そして食べ方（規則正しく食べる、ゆっくり食べる、糖質食品は最後に食べるなど）を工夫することが大切です。

それでは、「運動」はあまり意味がないのでしょうか？　そんなことはありません。大ありです。「運動」はダイエットにはほとんど役に立ちませんが、「健康」そして「幸福」には極めて有効です。何故なら「運動」は最も効率的にミトコンドリアを元気にするからです。

ミトコンドリアは、酸素を使って、糖や脂肪からエネルギーの素、ATPをつくっています。運動すると、筋肉ではたくさんのエネルギーが必要になります。だから血液がたくさん必要となり、呼吸が速くなり、心拍数も上昇します。肺も心臓にもエネルギーが必要になります。つまり、「運動」は、様々な臓器にとって〝酸素不足〟の状態をつくっているのです。この臓器にとってちょっと〝苦しい状態〟が、ミトコンドリアを奮い立たせることになるのです。〝火事場のバカ力〟というやつです。その結果ミトコンドリアは元気になります。

もちろん、あまりにも激しい運動では、ミトコンドリアが頑張りきれなくなって、臓器の機能は衰えます。肥満や糖尿病では、糖分や脂肪分がだぶついているので、かえって、ミトコンドリアはさぼってしまいます。あまり働かなくても、エネルギーをつくれる贅沢な状態は、ミトコンドリアを甘やかすこととなります。そのため、メタボの人ではミトコンドリアの機能が低下して、徐々に臓器の機能は悪くなり、老化が進んでしまいます。糖尿病の人はそうでない人に比べて平均10年、歳を取っているということが知られています。

認知症は、「超高齢社会」において最も深刻な問題です。「100年人生」の設計に大きな影響を持ちます。いま、科学的に証明されている個人ができる有効な「ボケ防止策」は、なんと「運動」です。最も頻度が高い神経の病気であるパーキンソン病は、神経細胞のミトコンドリアの機能が悪くなることがその原因であることが知られています。運動は、衰えた神経のミトコンドリアを元気にしてくれます。

それでは、なんとかして運動しなければいけないと考える方も多いと思いますが、実際「しなければ」という思いは長続きしません。「幸せ」でもないです。「ランナーズハイ」という言葉があります。マラソンランナーは、走っているうちに、苦しくなってもう走れないと思った時に、脳から麻薬のようなホルモン（モルヒネ様物質）が分泌されるようになります。このホルモンは、どんなに体が疲れていても、どうしてもその行為が頭から離れなくなって、継続して続けたいという思いにさせます（この作用は次の章でまた述べたいと思います）。面白いことに、このホルモンは、運動して苦しくなった時に初めて分泌が開始されます。テレビ番組のヒーローもののように、私たちが〝音を上げようとする時〟になって、満を持して苦しみから救ってくれる助っ人が登場するわけです。

また、最近の脳神経の研究から、〝運動したくなる神経〟が存在することもわかってきました。面白いことに、この神経は、食べることを制御する神経のすぐ近くにあります。そのため、運動したくなる神経が興奮すると、食べたくなる神経の興奮は抑えられます。十分に運動することができるようになると、食べたくなくなるのです。逆に食べてばかりいると運動したくなくなります。

「健康になるために運動する」のではなく、「運動するために健康になる」と思える体になれば、それは「幸福」に近いところにいるのです。

運動ホルモン

運動すると、メタボリックシンドロームや、高血圧、糖尿病はよくなり、認知症になりにくい体質にもなります。こうした「運動」の効用は、実は、ホルモンの関与が大きいのです。運動すると、血の巡りがよくなって、心臓や血管からホルモンがたくさん分泌されます。

心臓、血管は、血液を送り出すポンプ、パイプと長らく思われてきました。しかし、心臓や血管は、自分の中を流れる血液の量を感じ取って、ホルモンを分泌します。ナトリウム利尿ペプチド、ＮＯ（一酸化窒素）と呼ばれるホルモンたちです。ともに血管を広げて、たくさんの血液が、心臓や血管に圧力をかけることなく、無理なく流れるようにします。またナトリウム利尿ペプチドは腎臓に働いて、余計な水分や塩分を体の外に排泄しようとします。塩分、水分を排出することで、血圧を下げ、心臓や血管への負担を減らします。

ナトリウム利尿ペプチドは、１９８４年、日本人の研究者によって発見されたホルモンです。私は大学院生となったのが１９８５年で、このホルモンは、大学院時代からの研究テーマの一つです。心臓という筋肉の塊の中に、ホルモンが入った袋（「ホルモン」を格納する仕切り）がぎっしり詰まっている電子顕微鏡写真を見た時、私は衝撃を受けました（上の写真）。

心臓の細胞の電子顕微鏡写真

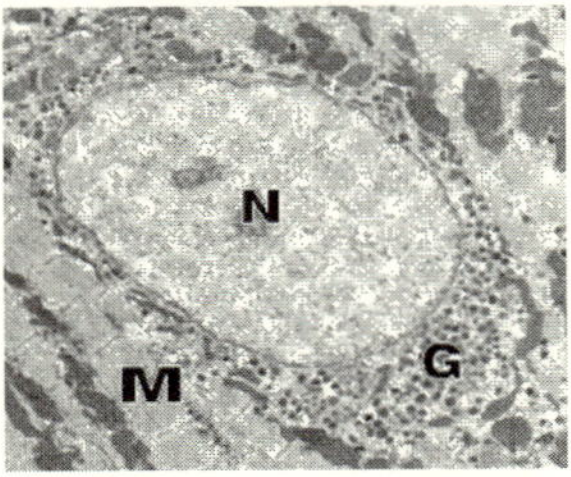

N：細胞の中の核、M：筋肉線維、G：心臓ホルモンが詰まった粒（分泌顆粒）

お風呂に入ったあと、排尿したくなります。これは、体を湯船に浸しておくと、水圧が足にかかり、足にたまった血液がたくさん心臓にかえってくることで、ナトリウム利尿ペプチドが分泌されるようになるからです。私たちは、肥満になってくると、ナトリウム利尿ペプチドの働きが悪くなることも見つけました。ですから、長風呂の功罪がよく語られますが、お風呂から上がった時に、トイレにいきたくなるというのは、ナトリウム利尿ペプチドの効きがいいということで、大変いいサインです。

こうした運動ホルモンが分泌されると、血管が広がり、血圧は下がります。また、血糖を下げる作用のあるインスリンが全身の臓器に運ばれやすくなって血糖も下がります。さらに、私たちは、ナトリウム利尿ペプチドが筋肉にも働いてミトコンドリアを元気にして、血液のブドウ糖が筋肉に取り込まれやすくなることも見つけました。

また、運動すると、筋肉そのものからもインターロイキンなど、ホルモンのなかま（筋肉ホルモン）が分泌され、腸に働いてインクレチンの分泌を高めて、血糖を下げることも報告されています。

ですから、AI技術で明らかになった「幸せな人ほどよく動く」という前述した事実の理由は、よく動くと運動ホルモンがたくさん分泌されるからだと私は思っています。「幸せは歩いてこない、だから歩いてゆくんだね」の歌詞も、実はホルモンの立場から意味深いものではなかったかと邪推したくなります。

運動は、一般的には、一日20分ほど、隣の人と話ができるぐらいのキツさがいいといわれています。歩くことが推奨されていますが、両足が一瞬でも地面から離れるような運動ができれば、それはさらにいい動きになります。「幸せ」を感じると、スキップしたくなりますが、スキップすることは「幸せ」には大変いいです。身も心も健やかになれます。運動は、続けられることが一番大切です。自分のライフスタイルにあった〝運動したくなる〟やり方を見つけてほしいです。

2 「足る」を知らせるホルモンたち

「驚《おどろき》」
たのしみは　朝おきいでて　昨日《きのふ》まで　無《な》かりし花の　咲ける見る時
たのしみは　常《つね》に見なれぬ　鳥の来て　軒《のき》遠からぬ　樹《き》に鳴きしとき
（「独楽吟」橘曙覧）

「無事」であれば幸せなのか

「大過なく過ぎてよかった」ということをよく口にします。「無事でさえいてくれたら」ということもよく聞きます。日本人が、「無事」――「事がない」ことを本能的に望むのは、「事なかれ主義」が、日本社会において伝統的に美徳とされ、日本人の気質に深く刷り込まれてきた結果だと思います。世の施政者が、支配民をおとなしくさせておくための方便として利用した向きがあります。

これらの言葉は、「無事でないこと」ばかりが起こっている状態にあって、初めて実感されるのではないでしょうか。まったく平穏で、シームレスに安定した生活や社会では、「無事」は、当たり前になってしまい、「幸せ」は感じられません。私は、どんな小さなことでもいい、過去とは〝違う〟今日の発見にこそ「幸せ」が宿る気がします。たとえ、それが一輪の花、一羽の鳥でもいいのです。「前とは違う」、「前よりはまし」と感じられることが、「幸福」の原点だと思います。「幸福」は、昨日と今日、あるいは今日と明日の「あいだ」に存在します。つまり「幸福」は時間の流れの中にあります（このことはあとで詳しく述べたいと思います）。

「満喫する」ということ

では、はたして、一輪の花、一羽の鳥に「幸福」を感じられるかが大問題です。爬虫類から哺乳類、そして人類への進化の中で、脳の発達は、自動車に例えるとフルモデルチェ

脳の進化はフルモデルチェンジではなく新機能搭載

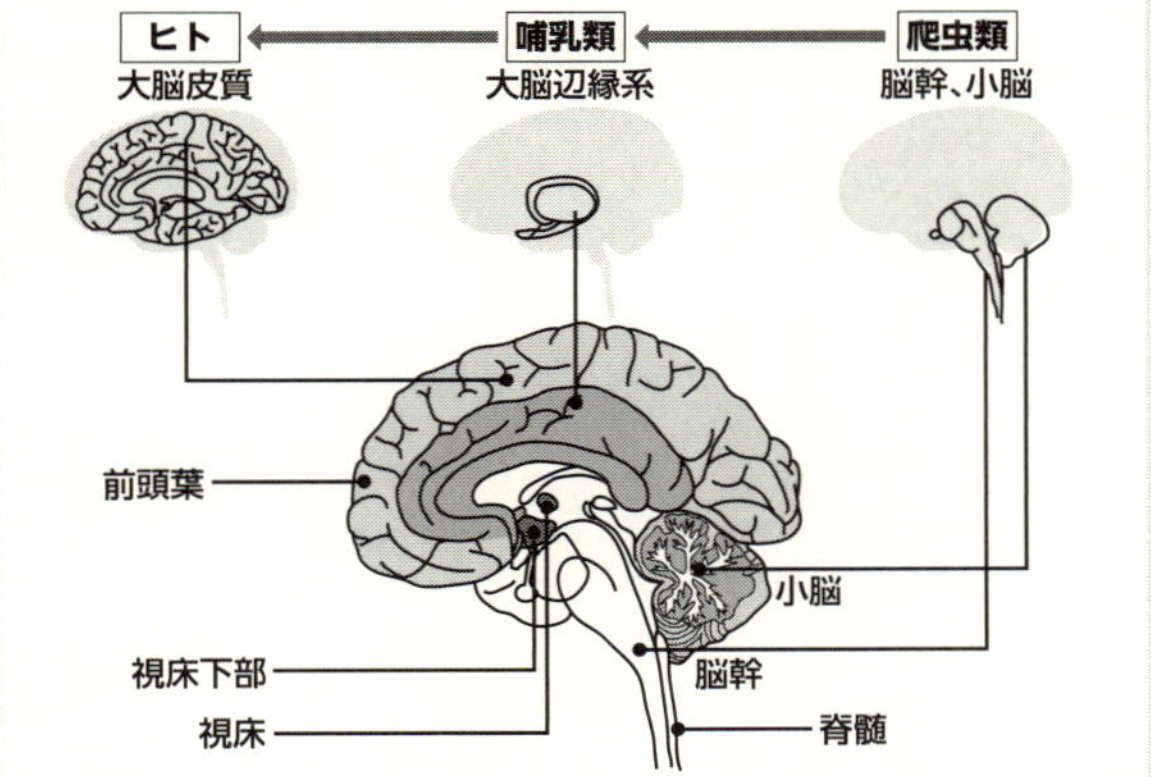

ンジではなく、新規機能の搭載の繰り返しという形で進んできました（上の図）。爬虫類では、生きていくためにはなくてはならない、呼吸と循環を司る「脳幹」が発達しました。哺乳類になると、その脳幹の上に「大脳辺縁系」と呼ばれる部分が積み重ねられました。大脳辺縁系を持つようになって初めて〝感情〟（情動）を持った生き物になりました。人類ではさらに、大脳皮質といわれる部分が大きく発達しました（辺縁系とは、大脳皮質の周りにあるということで、これは大脳皮質から見たネーミングで、付属物のように聞こえますが、こちらのほうが古く本家です。大脳皮質が付属物です）。大脳皮

質をもつことで〝知性〟や〝人格〟などがつくられることになりました。

大脳辺縁系の主役は、「報酬系」と呼ばれる神経回路です。これは、欲求が満たされた時、あるいは満たされることがわかった時に活性化して、その個体に「快」の感覚を与える神経系です。〝気持ちいい〟と思える回路で、誰にとってもこの経路の活性化は〝やる気〟の根源となります。ポジティブな気持ちが生み出されます。その主役は「ドーパミン」と呼ばれるホルモンです。「幸福」は、このドーパミンが握っているといっても過言ではありません。

私たちは、「種」を保存するためには、どうしてもゲットしなければならないものがあります。まずは、エネルギー源ATPをつくるために食べ物をゲットしないといけません。そして子供をのこすためにパートナーを見つけないといけない。古くから仏教では、五欲、すなわち、「食欲」「性欲」「睡眠欲」「財欲」「名誉欲」が挙げられ慎むべきものとされてきました。しかし、前三つは、「種」の保存には必要なものです。もともと五欲は、人間の持っている五つの感覚（視覚、聴覚、嗅覚、味覚、触覚）に対応する眼識、耳識、鼻識、舌識、身識（これらを生じさせる五つの器官を五根といいます）に対応する欲求であって、生きていくためにはついて回るものです。この五欲の気持ちをわき起こさせるホルモンが、ドーパミンです。

「満喫する」は、「十分に欲望を満たす」ということです。ドーパミンがいつでもうまく働いていると、「満喫する」ことができて、心地よく思え、「幸福」につながります。

ドーパミンの働きが狂ってしまう状態が、「依存症」と呼ばれる状態です。依存症には精神依存、身体依存など様々ありますが、いずれも特別なモノ（食べ物、煙草やアルコールなど）や行為（ギャンブル、インターネット、サラ金など）、人物（恋愛、ストーカー行為）へのこだわり、執着が見られ、それらを得るために何度も何度もトライして時間を惜しまなくなり、ほかにするべき大切なことをなおざりにしてしまう状態です。そして、それがゲットできないと、様々な身体的な異常、いわゆる離脱症状が見られることになります。依存症は何か特別な病気と思われがちですが、「不幸せ」と我々が感じてしまうのは、結局程度の差こそあれ、何らかの対象物に対する依存症が原因であることが多いです。

依存症の人では、ドーパミンの受容体が変化して、ドーパミンに対する感受性が落ちていることが明らかになってきています。つまりどんなにドーパミンが分泌されても、報酬系が満足（満喫）できず、もっともっとと思うようになるのです。その結果、いつまでたっても「幸福」を感じることができなくなっているのです。

先にお話しした龍安寺の蹲に記されている「吾唯足知」の精神が失われているのです。

生きるための二つのホルモン流派

ドーパミンは、生きるために必要なものをゲットしようとする「欲望」の源泉ホルモンです。ドーパミンは、チロシンというアミノ酸からつくられます。「ドーパミン」はさらに加工されて「ノルアドレナリン」そして副腎ではさらに、「アドレナリン」に姿を変えていきます。この「ドーパミン」「ノルアドレナリン」「アドレナリン」の三兄弟は、「ゲットホルモン戦隊三レンジャー」です。

長男のドーパミンは本来体にとって大切なものであれば何でも「ゲット」させようとします。このドーパミンの偉大な意思は、二つの異なった神経系に分かれて、受け継がれることになりました。自律神経（私たちの意思の及ばないまさに自律的に、私たちの体を自動操縦する神経）である、交感神経と副交感神経の二つの系統です。本家ドーパミン家の嫡流《ちゃくりゅう》としてノルアドレナリンは、交感神経の頭目となりました。

農業、畜産業がなかった時代では、食べ物をゲットするためには、獲物を倒さなければなりませんでした。食うか食われるかです。ですから獲物はすなわち自分を害する「敵」

です。次男のノルアドレナリンは敵を倒す使命に燃えました。ドーパミンの力で、気持ちが盛り上がってくると、次男のノルアドレナリンは、体をシャキッとさせることにしました（覚醒）。そして、体のいろいろな臓器に働きかけて、元気を呼び起こします。心臓血管に働きかけて、血圧、脈拍を上げて血液をたくさん臓器に送るようにします。肺に働きかけて、呼吸を増やします。脂肪組織に働きかけて、脂肪を分解して、エネルギー源とします。肝臓に働きかけてブドウ糖をつくらせます（食べなくてもエネルギーが続くようにします）。腎臓に働きかけて、塩分の吸収を高めて血圧を上げます。そして、腎臓に赤血球をたくさんつくらせるホルモンを分泌させ、酸素の運搬量を上昇させます。筋肉を緊張させ、瞳孔を広げます。三男坊のアドレナリンは、副腎から分泌されるホルモンで、心臓を強くすること、血管を収縮させること、血糖を上げることなどで、お兄ちゃんのノルアドレナリンを助けます。

面白いことに、ドーパミンのもとになるチロシンは、甲状腺に取り込まれると、「甲状腺ホルモン」になります。親戚筋の「甲状腺ホルモン」もノルアドレナリン派に属し、同じような作用を発揮します。三男坊の居場所の副腎では、まったく出自の違うコレステロールからつくられる「コルチゾール」とよばれるホルモンを味方につけます。コルチゾールはノルアドレナリン、アドレナリンほど機敏な動きはできませんが、タフで長続きする作用を発揮する頼もしい同志です。しかしノルアドレナリン派のホルモンが頑張りすぎると、高血圧、糖尿病や動脈硬化、心肥大などの臓器障害を引き起こしてしまいます。

交感神経系の流派は、「食べること」は二の次にすることにしました。もちろん、「食べるために」敵を倒すのですが、交感神経は「食べること」は後回しにします。敵に立ち向かって獲物とする時に、おなかが空いて食べていては、逆に相手に食べられてしまいます。ですから、ノルアドレナリン派は、食欲を減らします。胃腸の働きを弱めます。緊張するとノルアドレナリン派は活動を強めます。緊張は「敵」を意識した時に起こる感情です。「ストレス」と呼ばれるものです。我々が旅行すると便秘気味になるのは、普段とは違った環境にいて緊張すると、ノルアドレナリンがたくさん分泌されて腸の動きが悪くなるからです。

アドレナリン、コルチゾールが分泌される「副腎」は、交感神経の盟友で、「ストレス対応臓器」です。副腎では、コルチゾールの弟分の「アルドステロン」というホルモンもつくられています。アルドステロンは、塩分（ナトリウム）を体になるべくため込んで、血圧を上げる作用を持っています。高血圧の患者さんの実に10％近く、10人に1人が、このアルドステロンの働きが強まりすぎて、高血圧になっていることが明らかになっています。

　さて、ノルアドレナリン派の活躍で敵を倒して敵がいなくなり、獲物が手に入ると、いよいよ「食べて栄養を取る」ことが始まります。ここで副交感神経の登場です。敵がいないのですから、「リラックス」できます。リラックスは、副交感神経を活性化します。副交感神経は、胃腸の働きを強め消化を進めます。血圧も下がります。血糖も下がります。睡魔に襲われます。「幸せ」な気持ちが湧き起こってきます。ドーパミンの意思は、このように交感神経そして副交感神経が協調して働くことで達成され、欲望は満たされ、「幸福」が訪れます。

幸せホルモン

ノルアドレナリン派の三レンジャーの好敵手が、「セロトニン」です。トリプトファンと呼ばれるアミノ酸からつくられます。トリプトファンは、牛乳・チーズ・ヨーグルトなどの乳製品や、豆腐・納豆・しょうゆ・味噌などの大豆製品、さらに、カツオ・マグロなどの魚類、アーモンド・ピーナッツなどのナッツ類、バナナや小麦胚芽、卵などにも多く含まれています。通常の食事——つまり、おかずとなるタンパク質をちゃんと取っていれば不足になることはありません。

ノルアドレナリン派が頑張り続けて、常に攻撃的であると、体が疲れて弱ってしまいます。長続きしないです。攻撃的なノルアドレナリン派を抑え、心と体を安らかにするためにセロトニンが力を発揮します。セロトニンという名前は、血液の中にあって、「トーン（調子）」を整えるホルモンという意味です。セロトニンは、実は体の中では、「腸」で一番たくさんつくられています。三レンジャーのノルアドレナリン、アドレナリンは、腸の動きを抑えるのに対し、腸のセロトニンは、腸の動きを活発にします。脳でつくられるセロトニンは、副交感神経の力を優勢にして、高ぶった気持ちを安静にさせます。

うつ病の人は、セロトニンの作用が強くなりすぎているので、セロトニンの働きを抑える薬が効果を発揮します。セロトニンはまさに「足る」を教えてくれるホルモンです。「幸福」にはなくてはならないホルモンです。実はセロトニンの原料のトリプトファンからは、私たちが老化を防ぐ物質として注目している「ＮＡＤ（ニコチンアミドアデニンジヌクレオチド）」（あとでお話しします）もつくられ、これは偶然ではないような気もします。

「ストレス食い」の真実

ストレスが強くなると、ノルアドレナリン派が優勢になり、ノルアドレナリン派は食欲を抑えます。では、なぜ「ストレス食い」ということが起きるのか、と疑問に思われる方も多いと思います。もちろんストレスがとても大きい時には、食欲が落ちてやせていきます。しかし、それほどでもないストレスが続く時は、人は〝やけ食い〟してどんどん太ります。これはこの時かなり屈折したことが脳の中で起こっているからです。

最後に発達してきた大脳皮質の働きは何でしょうか。その本来の働きは報酬系の働きを「抑える」ことです。総数1000億以上、まさに銀河系の星の数より多い神経の大半は「抑制する」ために存在しています。それほど、欲望を満たすために高ぶるホルモンは強力です。「ストレス」が大きくなればなるほど、大脳皮質の抑制系の神経は、頑張ろうとします。ストレスが大きいと、私たちの脳は、無意識のうちに「食べてはいけない」と思っているのです。本人が「ストレス食い」をしてしまった、と思うことは、食べることに対して罪の意識を持っていることを物語っています。確信犯なのです。

しかしあまりにもストレスが大きいと、脳は疲れてしまいます。その結果、脳の考え方が変わります。脳はなんと「食べること」を敵を倒すことと同じなんだと思うことにしてしまいます。自分の心や体を傷つける敵が現れたり、自分の心や体が病んでしまうほどの困難な問題に直面した時、大きなストレスを感じます。そうした状況では、見事に敵を倒したり、問題を解決して、心地よい気持ちになることはなかなかできません。そこで脳は、てっとり早く「快感」を得るために、たくさん食べることで、あたかも「敵を倒した」かのような気持ちになることにしたのです、

「食べること」がストレスを発散させる手立てになります。たしかに「ストレス食い」をしている時は、美味しいものを「楽しんで」食べているのではなく、食べることが一種の競技になっています。まさに〝大食い選手権〟のノリです。「ストレス食い」は結構苦しいものです。

ではなぜ「ストレス食い」をしてしまうのでしょうか。実は、この時、運動のところでお話ししたように、苦しい時に登場するモルヒネ様物質が分泌されます。ですから大食いすることで、「いい気持ち」になれるのです。〝イーターズ(食べる人)・ハイ〟とでもいう状態です。食べることに対する、麻薬中毒状態です。人間には、いろいろなものに対する依存が知られています。アルコール依存、たばこ依存、麻薬依存などがありますがもちろ

ん、その依存度は、麻薬に対するものが一番強いです。しかし、実は「食」に対する依存は、アルコールやたばこ依存より強く、麻薬に次ぐことが知られています。

幻のやせぐすり

脂肪組織からは、「レプチン」と呼ばれるホルモンが分泌されます。レプチンは栄養過多になり、脂肪細胞にたくさんの脂肪（中性脂肪）が蓄えられると分泌が増えます。レプチンは脳に働きかけてもう食べるなと命令を出します。ネガティブフィードバックの典型で、太りすぎることを防ぐ仕組みです。まさに「足る」を知るホルモンの一つです。このホルモンが発見された時に、世の中は騒然となりました。「夢のやせぐすり」が見つかったと思われました。ところが現実は厳しかったのです。

肥満が進むと、脳がその考え方を変えてしまい、レプチンの作用を受け入れなくなってしまいます。レプチンがたくさん分泌されすぎた結果、このような事態が引き起こされます。その結果、肥満の方では、レプチンはたくさん分泌されているのですが、食べ続けてしまいます。ですから、「レプチン」がたくさん分泌される肥満の体では、「足る」を知ることができません。

「幸福」は手術で得られるか?

あまりにも太ってしまうと、もはやダイエットでやせることは無理です。そのような場合、手術することで減量を目指します。この「減量手術」はあまり日本では行われていませんが、肥満が蔓延している欧米ではたくさん実施されています。基本の術式は、食べたものが十二指腸とそれに続く小腸の上部(空腸)をバイパスするようにする手術(左の図)です。

すなわち、空腸で腸を切り離して胃に直接つなげ(図のA)、胃と切り離した十二指腸の断端を閉じ(B)、残った十二指腸とそれに続く空腸を、胃とつなげた空腸の途中に穴をあけてつなぎます(C)。

最近では、胃を小さくする簡単な手術も行われ、こちらのほうは保険が適用されています。アメリカでは、日本で年間行われている胃がんの手術件数と同じだけの減量手術が行われています。この手術により劇的に減量することができます。患者さんは体が軽くなって明るくなり、糖尿病を患っていた方では治ってしまいます。

しかし、想像していなかった厳しい現実も起こってきました。もともと過食で超肥満に

減量手術

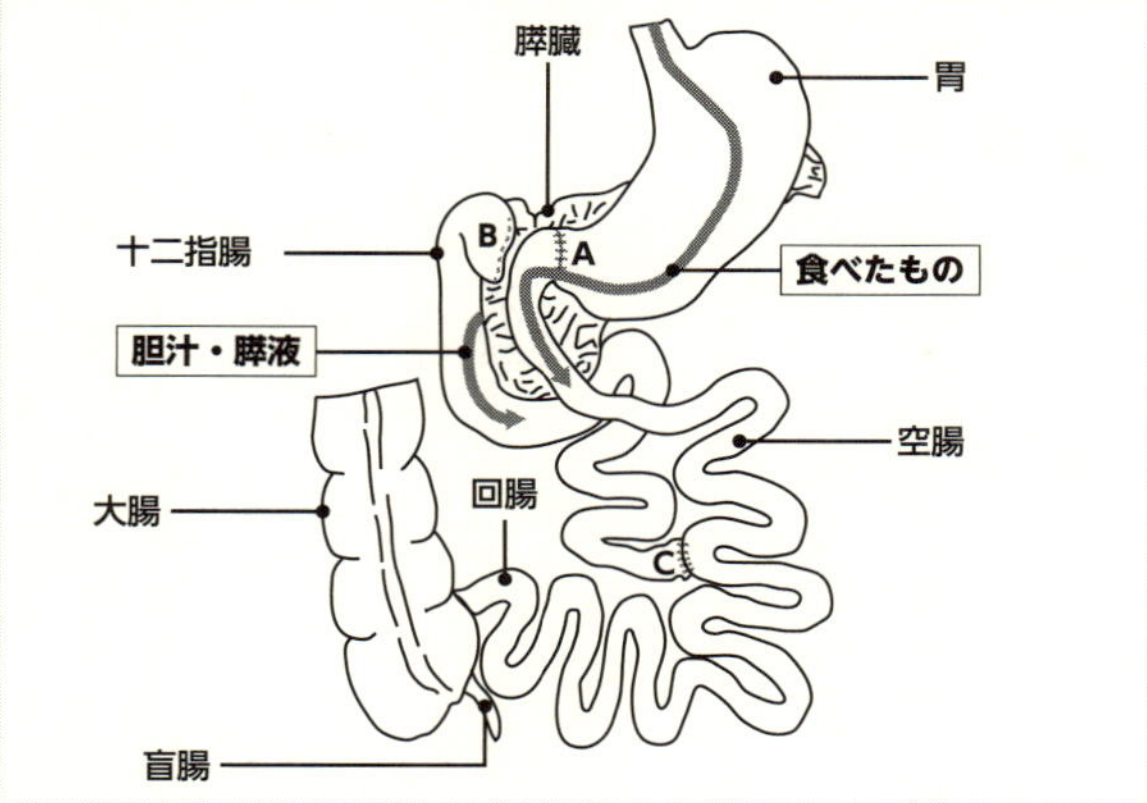

なった方ですから、その方には、ストレスをなんとか発散させるために過食しなければいけないような、つらくて、簡単には解決できない問題を抱えていることがしばしばあります。ですから、脳が〝考え方〟を変えたのです。その人を取り巻く厳しい現実から逃避するために、食べることに依存したのです。たとえ、手術で体がスリムになっても、その厳しい現実は変わっていません。その結果、減量手術を受けた方は、以前のようにたくさん食べられなくなり、また食べたくなくなるのですが、手術後もやはり厳しい現実から逃げたいので、今度はアルコールに依存してしまう方が続出しました。い

ま欧米では、減量手術後のアルコール依存症が問題となっています。

肥満を考える時、体のなかの環境整備だけでは解決しません。その人を取りまく社会環境も整備して、その人の精神状態を改善しないかぎり、その人が患う「不幸」は根治できないのです。「幸福」の構築を考える際に必ず考えなければいけない課題です。

「グルメ」の人は太らない

脳がストレスから解放されリラックスでき、「満喫」感を持てるようになるようにするにはどうすればいいのでしょうか？　「美味しいもの」を食べた時に、「幸せ！」と誰もが感じるという事実は、「幸福」を考える時に大きなヒントになります。

「美味しい」という言葉には、「味」が「美しい」と表現されています。「美」という漢字は、「羊」が「大きい」と書きます。昔は、羊は、御馳走でした。御馳走がたくさん並んでいる様が美しいと古代の人は感じたのです。「羊羹《ようかん》」という字にもたくさんの羊が出てきます。

私はよく「グルメの人は太らない」といっています。美味しいものを美味しいとわかる人は、美味しいものを少しだけ食べても満足できます。少しずつ食べて、なるべく多くの種類の美味しいものを食べたいと思います。ところが「味音痴」の人は、なにを食べてもそれほど感動しない。ですから、物を食べた時の快感はおなかが一杯になったという感覚（敵をやっつけたという感情）でしか得られません。「ストレス食い」の心境です。そうしてついつい食べ過ぎてしまうのです。グルメの人は控えめな食事にも不満を持たなくて済むから太りにくいのです。

「美しさ」と「幸福」

「美味しさ」と深く関わる「美しさ」はどこで感じているのでしょうか。最近、ｆＭＲＩ（functional magnetic resonance imaging）（機能的核磁気共鳴断層撮影装置）が開発されました。この装置は、脳や脊髄の活動に関連した血流の動態反応を視覚化することができ、ヒトの脳の活動をリアルタイムに知ることができます。「美しい」と感じる脳の領域はどこなのかをｆＭＲＩで調べてみると、眼窩《がんか》前頭皮質内側部、前部帯状回、前頭前野と呼ばれる領域でした。この領域は、報酬系に属しています。つまり、美しいと思えると、「報酬系」を満足させることができる可能性があります。

逆に欲しいものを「我慢する」脳は、右脳の背外側前頭前野、腹外側前頭前野、外側前頭前野と呼ばれる領域で、美しさを感じる領域と接しています。この領域は、判断、問題解決にも関わるところでもあり、人格をつくり出す場所ともいわれています。たしかにどれだけ我慢できるかは、人格に直結する要素です。さらに、この領域（背外側前頭前野）は、「醜さ」を感じる時に活発に活動するともいわれています。そして、こうした領域が活発に活動するようになると、交感神経系が活性化されます。「美しさ」を感じることで、我慢する、醜いと思うことから解放され、ノルアドレナリン派の活動を抑えることができるようになります。

美しい「記憶」と「幸福」

面白いことに、「記憶」は、「報酬系」で生み出されます。つまり、「記憶」に残るには、気持ちいいという感情が必要になるのです。この「記憶」こそが「幸福」のジェネレーターとなります。

五感を通じて脳に伝えられた感覚情報は、意味がある情報だと「選択」されたものだけが「短期記憶」としていったん、大脳皮質の前の方、大脳前頭野に残ります。しかし、その保持時間は約20秒間です。短期記憶の情報を長期間脳に格納しておくかどうか判断するのが、大脳辺縁系の中の「海馬」と呼ばれるところです。海馬はタツノオトシゴに似ていることから命名されましたが、細胞分裂を繰り返すことができる神経細胞が存在していま す。このことが「記憶」の選択保持に重要です。若々しい審査員が大切なのです。海馬に送られた情報は、1カ月程度保持され、審査を通過した情報のみが、ふたたび大脳皮質へ送られ、「長期記憶」として保存されます。海馬で実施される「記憶」に残すかどうかの判断の主要審査メンバーが、報酬系です。報酬系に〝受け入れられる〟ということは〝心地よい〟と感じられる経験をするということであり、それが「記憶」に残りやすいのです。「報酬」の語源は「ボーナス」です。「ボーナス」は、ボヌス（bonus）・エヴェントスという成功と収穫の神様（上の写真）に由来します。美しさを感じることは脳がボーナスをもらうようなものなのです。前に書いた、ホーキング博士の言葉、「人生を生きることはボー

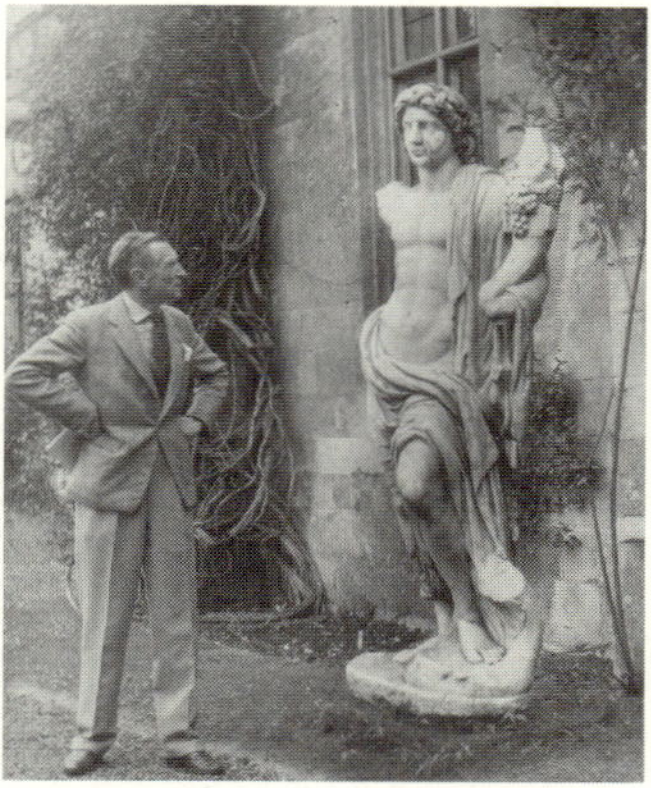

成功と収穫の神：ボヌス・エヴェントス
（Chris Ware／Keistone Features／Getty Images）

ナス」という言葉とも符合します。

「美しさ」に感動して、その「記憶」がしっかり残ると、そのことが「足るを知る力」を我々にもたらし「幸福」に導きます。過去の楽しい思い出が認知症の方に「幸福」を与えると私が思う所以です。

あなたは、日々の生活でどれほど「美しい」と思える機会があるでしょうか。たまには美術館に出かけてみてはいかがでしょうか？　私は、日常の生活で起こることはなんでも、とにかく口癖のように「それは美しい！」と言うことにしています。

「うつくしきもの」

大きにはあらぬ殿上童の、装束きたてられてありくもうつくし。をかしげなるちごの、あからさまにいだきて遊ばしうつくしむほどに、かいつきて寝たる、いとらうたし

いみじう白く肥えたるちごの二つばかりなるが、二藍の薄物など、衣長にてたすき結ひたるがはひ出でたるも、また短きが袖がちなる着てありくもみなうつくし。八つ、九つ、十ばかりなどの男児の、声はをさなげにて書読みたる、いとうつくし

なにもなにも　ちひさきものはみなうつくし

（大きくはない殿上童が、美しく着飾らせられて歩くのもかわいらしい。かわいらしい様子の子どもが、ほんのちょっと抱いて遊ばせかわいがっているうちに、しがみついて寝たのは、とてもかわいらしい。）

（とても色白で太っている子で2歳ぐらいになるのが、紅花と藍で染めた薄い絹の着物などを、丈が長くて袖を紐で結びあげたのが這ってでてきたのも、また短い着物で袖だけが大きく目立っている様子で歩いているのもかわいらしい。8、9、10歳ぐらいになる男の子が、声は子どもっぽくて読書をしているのは、大変かわいらしい。）

（何もかも、小さいものはみなかわいらしい。）

（『枕草子』第151段　清少納言）

「美しい」と感じる感情は、子供を愛おしく思う心、すなわち、「種」の保存にやはり根差しています。

3 「絆」をつくるホルモンたち

「輩《ともがら》」
たのしみは　心《こころ》をおかぬ　友《とも》どちと　笑ひかたりて　腹《はら》をよるとき
たのしみは　妻子《めこ》むつまじく　うちつどひ　頭《かしら》ならべて　物《もの》をくふ時

（橘曙覧「独楽吟」）

「秩序」と「幸福」——サルとゴリラの社会

一人では絶対に「幸福」は得られないというお話をしました。自分にとって近しい、と思える人の存在が、「幸せ」にはぜひ必要です。人と人との「あいだ」にだけ「幸福」は存在します。人と人のつくる空間：人間《ジンカン》が「社会」ですが、どのような社会が「幸福」につながるのでしょうか。

「種の棲み分け理論」のところでお話しした今西錦司の輝かしい業績は、京都を世界一の霊長類研究の拠点にしたことです。当時「社会」というものは人間だけがつくるものであると考えられていました。今西は、「人間以外の動物にも社会がある」ことを主張しました。そして、人間の社会の進化をサルの社会から学び取ろうとしたのです。つまり、サルの行動を社会のなかで観察したのです（動物社会学）。今西は、ニホンザルの研究をしましたが、一匹一匹のサルに名前を付けて観察するという当時としては画期的な方法をとりました。自分たちヒトと同じ目線でサルを見ることにしたのです。ヒト科には、ヒト属以外に、オランウータン属（1500万〜1200万年前に共通祖先から分かれる）、ゴリラ属（1200万〜900万年前）、チンパンジー属（900万〜700万年前）が存在します。これらの大型類人猿は人間に近い行動をとります。

京都大学総長の山極寿一先生は、私もお話しさせていただきましたが、大変気さくで、そして柔和な方の印象を持ちました。彼は、世界のゴリラ研究の第一人者です。その著書『「サル化」する人間社会』（集英社インターナショナル）において、サルとゴリラはともに人間と共通の祖先から分かれてきましたが、まったく異なった社会をつくっていることを指摘しています。ゴリラ社会では、驚いたことにまったく序列というものがありません。誰もがみな対等なのです。一方サル社会は、完全な序列社会です。これを聞くと我々はつい、ゴリラ社会のほうがいいなあ、と思いがちですが、必ずしもそうとは言えません。サルはほかのサルと遭遇すると、まず自分と相手の身分を一瞬で考え、自分のほうが上なら、相手を無視して、偉そうに歩いていきますし、逆に、劣位の場合は、相手のサルから目を伏せて、口を開けて歯茎を出すという卑屈な態度をとります。目を合わすことはしません。我々も、やくざの人や、偉い人には絶対に視線を合わせてはいけない、ろくなことはない、と親から教わりました。食べ物があると、優位のサルが躊躇《ちゅうちょ》なく手に取って食べ、劣位のサルは手を出しません。これは大変つらい社会に見えますが、実は、争いは大変少ないのです。一方、ゴリラ社会では、身分がないので、もめごとが結構起きます。その時、視力が悪い彼らは、お互いの顔を至近距離でしっかりと見つめ合うようにします。これを「覗き込み行動」といいます。しばらく視線を合わせたのち、ふっと緊張が取れる瞬間があり、なにもなかったかのように彼らは自然に別れていきます。優劣がない、勝ち負けのない社会では、言葉を持たないゴリラは、相手の目を見て、相手が何を考えているか必死で考えようとします。時には、力の強いゴリラが、ひもじい思いをしている弱いゴリラに食べるものを譲ることもします。相手の気持ちを汲み取ることができるのです。彼らには、共感、同情の気持ちがあります。

それでもなかなかもめごとが収まらない時もありますが、その時は、仲裁するゴリラが現れます。屈強なオスゴリラ同士のもめごとにも、メスゴリラや子供ゴリラが仲裁に登場してきます。偉いのは、彼らは、どちらにも味方しません。ただ間に体を入れて、お互いの体に〝触れる〟だけです（オキシトシンは、この触れるという行為で分泌されます！）。サルの場合、喧嘩に第三者が登場する時は、かならず、その第三者は、強いサルに味方します。

こうした習性の結果、ゴリラには「家族」が生まれました。一方、サルには「自分の家族」がありません。彼らは、大集団の中で、常に身分のことだけを考え、自分がどう立ち回れば得するかだけで、生きています。食べ物を食べるのも一人です。ゴリラは、家族全員が、お互いの顔を見ながら、分け合って食事を楽しんでいます。秩序ある「平和」なサル社会と、もめごとが起こりがちな、ごちゃごちゃしたゴリラ社会、一体どちらに「幸福」があるのでしょうか。

「人目を気にする」ことは良いことか、悪いことか

目を合わそうとするゴリラ、目を合わすことのないサルの社会を考えると、「人の目」、「人の視線」を意識することの意義を改めて考えさせられます。

私の大学時代の同級生で、現在、愛知県岡崎市にある国立の生理学研究所教授・定藤規

弘君は、もとは放射線科の医者で、現在ｆＭＲＩを使って、人を人らしくしている脳の機能は何かを明らかにしようとしており、そのユニークな手法により「世界のサダトウ」とまでいわれています。彼は、人間だけがいわゆる「利他行為」、すなわち自分が損をするのが明らかなのに、それでもほかの人の利益になる行為を行えることに着目しました。いまその機能を担う神経として〝ミラーニューロン〟というものが注目されています。ミラーニューロンとは一言でいうと、相手が行う行動をあたかも鏡＝ミラーに映った自分が行っているかのように感じられる、つまり相手の意図を理解して自分のこととして感じられる神経です。今風に言えば〝空気を読む〟神経です。

定藤君は、「利他行為」のルーツをたどっていくうちに、赤ちゃんの時代にたどり着きました。まだ言葉も発せられない赤ちゃんの頃に、赤ちゃんが、あるものに興味を持った時、そのことをお母さんは、すぐにわかってあげて、それを一緒に見てあげて、そのあと、絶妙のタイミング、「間《ま》」で、自分もそのものを見て面白かったよということを、赤ちゃんと目を合わせることで伝えてあげます。そのアイコンタクトの繰り返しのなかで「利他行為」は育っていくと考えました。

大人の二人にも、同じように、対象に対して注意を共有する共同注視の訓練をして、二人の脳の働きを同時にfMRIで撮影しました。そうすると訓練を繰りかえすうちに、二人の脳の同じ部分のミラーニューロンが同期して活動していくようになっていくことを見つけました。夫婦が同居して、同じことを体験して、共同作業することが絆を深めることが科学的に証明されているのです。

なにもできない赤ちゃんにとって、自分の欲することを無条件に受け入れてくれる母の愛情は大変〝心地よいもの〟です。これは「幸福」の萌芽ともいえると思います。おそらく、人間が利他行為をできるのは、赤ちゃんの時に感じ取った、自分のことを無条件に肯定してくれる母、自分と同じ気持ちを持ってくれる母を実感できる――つまり母とつながることができる「幸福感」がそのベースにあるからかもしれません。

鏡《ミラー》と「幸福」

自分が感じた心地よい気持ちを、自分と近しい人が同じように感じている、とわかること、つまり、「心地よい」気持ちを集団で共有できる（共感できる）ことは、人類進化上大変大きなことでした。

鏡に映った自分の姿が自分であると認識する行為――「自己鏡像認識能力」は、サルには備わっておらず、大型類人猿のなかでも、オランウータンではまだ認められず、その後の進化の中で獲得されたと考えられています。人間においては、生後8カ月ごろより認められ、2歳ごろまでに完全に備わるようになります。100年人生では、認知症の方が増えてきますが、認知症になると、鏡に映る人物を他人と思って、話しかけたり、物を手渡そうとする症状が現れることがあります（鏡現象）。もちろん、類人猿の進化の過程では、鏡はありませんでした。水面に映る自己の姿、そして、ほかの個体を見つめる、つまり他者と視線を合わせた時に、その瞳に映り込む自己の姿を見る中で、この能力は獲得されていったのです。まったく自分と同じような行動をとり、同じような能力を持ち、自分がいる限り、決して逃げていかないこの〝相手〟は、最初は極めて大きな脅威だったはずです。その恐怖を克服する中で、知性が磨かれていったと思われます。鏡像は、左右逆ですし、おそらくこの能力の発達の過程で、左右の概念も出来上がったのでしょう。

他者が自分と同じように感じていることを見て取る、そしてそのことを自分の快感として受け止められることは、この自己鏡像認識の獲得の中で、得た才能だと思います。この力こそが、「幸福」力だと思います。この力のおかげで、自分と他人の「あいだ」をうめることができるようになったのです。

天皇が代々受け継ぐ三種の神器は、八咫鏡《やたのかがみ》、八尺瓊勾玉《やさかにのまがたま》、草那芸之大刀《くさなぎのたち》で、その一つに鏡があります。また古墳時代から弥生時代に、長寿、子孫繁栄のために銅鏡がたくさんつくられました。この事実は、鏡の威力を人々が直感的に理解していたからだと思います。

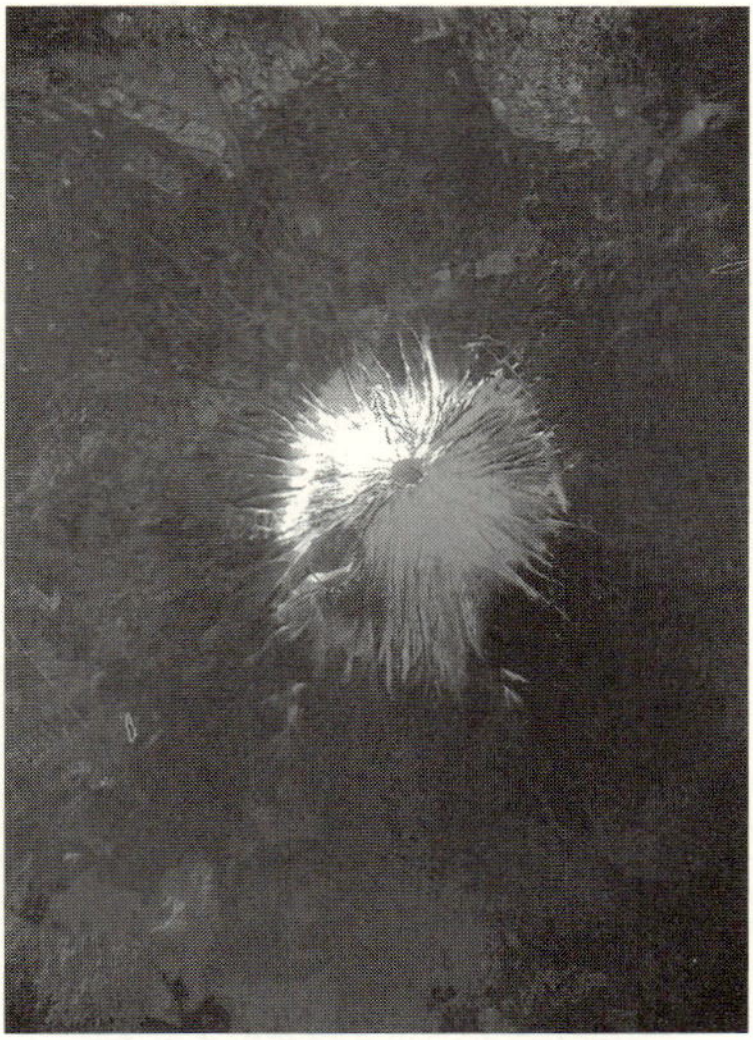

若田光一さんが撮影した富士山（©NASA）

一人の視線と二人の視線

「人の目」と「幸福」について、結婚式披露宴で私が若きカップルへ贈った餞《はなむけ》の言葉から抜粋します。

さて、一言、餞の言葉を述べさせていただきます。

まずこの写真を見てください（上）。おめでたい席ですので、富士山の写真を持ってきました。いつも見る富士とは少しイメージが違うと思います。実は、この写真は、宇宙飛行士若田光一さんから頂きました。若田さんは、日本人として最長の宇宙滞在記録を持っていますが、彼が宇宙船から撮影した富士山の写真です。富士山は、我々は、つい末広がり、八の字をイメージしがちです。でも宇宙から見ると、富士山は、お椀を伏せたような円錐形をして、てっぺんに穴が開いているのです。それが富士山の本来の姿です。

我々には、二つ目がついています。これは、対象物を右目と左目で見た時にずれる、その「ずれ」で立体感を感じるためです。3D映画のメガネはそれを誇張したものです。しかし、我々は、新幹線から富士山を見る時など、二つの目を持ちながら、二次元的にとらえがちです。一つの目で見るのと変わらないイメージを持ってしまいます。

アメリカの神経生物学者のスーザン・バリーという方は、斜視で、長らく両眼視ができませんでした。そこで、片方の目からの情報は無視し、代わりに頭を細かく動かして、無理やりに視野にずれを作っていたそうです。それが、48歳にして初めて立体視ができるようになって、彼女が最初に感じたことは、「空間全体」を一瞬で把握できるようになったこと、そしてそれは、「魅力的でうっとりする」感覚だったと言っています。

これまで新婦○○さんは、お一人で、一生懸命、自分の立場から見える世界を自分の目だけで見ようとしてこられたと思います。今日からは、良きパートナー××くんを得て、新しい目を持つことができました。お二人の違った目で、そして、地面を走る新幹線ではなく、浮かび上がった宇宙船に乗った時のように、違った視点から世界を見ることができるようになったのです。きっと魅力的なうっとりした新しい世界が広がると思います。これからお二人はそうした見方で一緒に歩いて行ってほしいと思います。スーザン・バリーさんは、さらに、そうすることで「自分がちゃんと世界に存在している感じ」を手に入れることができたと言っています。

やはり、自分の目と他人の目の「あいだ」に「幸福」は存在します。

二人の「あいだ」をつなぐホルモン

いま、「オキシトシン」というホルモンが「愛情ホルモン」として大変注目を浴びています。オキシトシンは、脳の中で、視床下部の「室傍核」といわれるところでつくられますが、「下垂体」といわれる場所に運ばれて、血液に乗って全身に廻っていきます。実は、脳は、それ以外の体から〝隔絶〟されて存在しています。脳以外の体の部分は医学的には「末梢《まっしょう》」と呼ばれることがあります。ある意味、これは、脳は高等な精神活動をする高貴な臓器であるとして、ほかの臓器を見下した表現です。実際に脳と末梢臓器は、血管で結ばれていますが、血管の中を流れる物質は限られたものしか脳の中には入れません。「下垂体」は、この「脳」と「末梢臓器」の「あいだ」に存在します。下垂体は、脳からの命令を、ホルモンの分泌に翻訳して末梢臓器に伝える司令塔です。

さて、私が医学部学生の時は、オキシトシンは分娩時に子宮を収縮させ、乳腺を刺激して乳汁分泌を促すと習いました。実際、子宮収縮薬や陣痛促進剤として使われ大変役に立っています。しかし、このように妊娠授乳に関わるとされるオキシトシンは男性にもありますし、妊娠分娩以外の時にも、生涯にわたって分泌されています。私は教えられたオキシトシンの役割について、当時から違和感がありました。最近の研究から、オキシトシンは、子宮などの末梢の臓器に作用するだけでなく脳にも働くということがわかってきました。オキシトシンをつくるニューロンは、ほかの神経に腕を伸ばし、その先端からオキシトシンを分泌して、血液に分泌されることなく、ほかの神経に直接働きます。「あいだ」に存在するホルモンであるがゆえに、脳と末梢臓器のどちらにも働くのです。

オキシトシンは、お母さんが、自分が産んだ子供を〝何物にも代えがたく〟「愛おしい」と感じるように仕向けている可能性があることが明らかになってきました。そのメカニズムはよくわかっていませんが、少なくとも、「扁桃体《へんとうたい》」という恐怖を感じる神経に働きかけその活性を抑えること、先にお話しした報酬系に属する「対座核」に作用して、心地よさを高めることが知られています。

なぜ我が子なのか、ほかのかわいい赤ちゃんではいけないのかもよくわかっていません。自分が子供を産んだまさにその時にオキシトシンの分泌が非常に上昇することと関係があるかもしれません。

しかし、いくら我が子を愛おしいと思ってお母さんが頑張っても、お母さん一人だけでは育児に限界があります。そこで、夫の協力を得ようと、オキシトシンは働きます。オキシトシンは、性交渉、さらに愛撫や抱擁などの皮膚への接触でその分泌が増えることが知られており、「抱擁ホルモン」とも呼ばれています。

そうした行動の際に、オキシトシンは、ペアー・ボンド（pair bond）の気持ちを高めます。pairとは、夫婦、そしてbondは、いわゆる〝キズナ〟（一体感）です。こうして、パートナーとの一体感を強く持てるようになると、自分たちの子供を協力して育てようという気持ちが、夫婦のあいだで高まります。オキシトシンは、まさに二人の「あいだ」をむすびつける「幸福」ホルモンです。

最近、オキシトシンを点鼻で投与することが試されています。これまでオキシトシンは、男性にしか投与されていませんが、投与された男性は、自分のパートナーの女性に対しては、その人をさらに愛おしいと思う気持ちが高まりました。しかしまったく知らない女性には興味をそそられるということはなかったと報告されています。ですから、オキシトシンは、「浮気防止ホルモン」とも呼ばれます。

オキシトシンは、二人の〝つながり〟のためのホルモンですが、一人でもその分泌を高めることができます。自分が飼っているペットを撫でてあげるのはいかがでしょうか。イヌだけはいつでも飼い主を受け入れてくれます（私もイヌを飼っていて、これは実感です）。イヌは、飼い主と視線を合わせてくれます。また実際、イヌを撫でていると血中のオキシトシン濃度が高まるという研究もあります。またイヌを飼っている人は、心血管病になりにくく、またなったとしても重症化しにくいという調査結果もあります。たぶん、最近リバイバルして話題となっているイヌ型ロボットでも同じ効果が得られるのではないかと思います。

病気で苦しんでいる人がいた時、そばにいる人がその人の背中をさすってあげることがあります。かつて私は、その行為にはそばに自分を心配して見守ってくれる人がいるという安心感以上の効果はないと思っていましたが、実はホルモンの分泌を介したれっきとした治療効果があると考えるようになりました。

二人の「ホルモン」物語

僕にはありあまる
ロマンスがありあまる
少し贅沢をし過ぎたみたいだ
僕にはありあまる
ロマンスがありあまるけど
死に物狂いで生き急いでんだ

（「ロマンスがありあまる」ゲスの極み乙女。）

「種の保存」には、異性を見つけて子供をつくりそして育てることが必要です。そのために数多くのホルモンが〝順次〟関わっています。

一口に「恋愛」といいますが、まず「恋」があり、そして「愛」が生まれます。最初はとにかく異性を求めるいわゆる欲情（Lust）から始まります。この時には、あとで述べる、男性ホルモンが主役となります。こうして付き合うようになったのち、誰でも1年から2年は大変ハッピーな時期を迎えます。恋（Romance）、ロマンス一杯の時です。脳の中では、報酬系が活発に活動します。依存症のところでお話しした通り、この時は、相手のことが頭から離れません。ドーパミン、ノルアドレナリンの分泌が高まり、セロトニンが低下します。しかし、このような蜜月時期は長くは続きません。その後、この二人が、ずっとパートナーとして、深い絆で結ばれるかは、オキシトシンの力次第です。

〝ずっとこの人といたい〟という思いの達成は、恋愛の最終段階です。この気持ちはコミットメント（Commitment）といわれています。この思いが「愛」です。子供をもうけて、二人でずっと育てていくために必要な感情です。

哺乳類の中で、一夫一婦生活をするのは、動物全体の3％にすぎません。生き残りのためには、たくさん子供をつくるほうが大切（出産のほうが育児より優先）と考える生物が多く、数少ない子供を夫婦が力を合わせてしっかりと育てる戦術を取る動物は、人間を含めむしろ少ないのです。

一夫一妻制は、オキシトシンによりつくられます。一夫一婦の動物では、脳の報酬系の領域にも、オキシトシンの受容体が存在します。このことによってオキシトシンは、報酬系のドーパミンをたっぷりと分泌させ、満足（満喫）感を与えます。その結果、ロマンスの時期を過ぎても、別の異性を追い求めるのではなく、いまのパートナーとずっと一緒に居たいと思えます。

信頼とオキシトシン――信じる人は救われる

育児を成功させるためには、自分のパートナーだけでなく、親類縁者、地縁血縁、もっとたくさんの人の協力を得たくなります。そのためにもオキシトシンは働きます。

人間は、脳の発達のおかげで「言語」を持つようになり、論理的な思考が可能になりました。その結果、ほかの人も自分と同じように〝考えている〟ということが認識できるようになりました。ここで初めて、自分と他人の区別がはっきりしてきたのです。それまでは、ほかの人が目に入ってもなんとも思えなかったのです。無視せざるを得なかったのです。こうして、「他人」を意識できるようになって、私たちは、「心」を持つようになったといわれています。「心」を持った人間は、ほかの人の行動を〝予測する〟ことができるようになりました。そして、初めて「他人」と協力することができるようになりました。ところが協力する集団行動の中で、自分が得をするために、相手の心を読んで、〝欺く〟ものが出てきました。言ってることとやってることがくいちがう人が出てきたのです。そこで人は、ほかの人を信じるのか、信じないのかを悩む必要が出てきました。

そのなかで、オキシトシンは、「信じる」という選択を促します。金銭取引の信頼ゲームで、オキシトシンの点鼻効果が試されました。このゲームは、相手を信用して送金すると、お金をもらった相手は、さらに送金を続けてもらえるか考えながら、どれだけ返金するか決める、というものです。その結果、オキシトシンによって、相手への信頼度はどんどん増し、相手から裏切られても送金し続けるようになることが示されました。

組織心理学者、アダム・グラントは著書『GIVE & TAKE』（楠木建監訳／三笠書房）の中で、社会で成功するのは、真っ先に自分の利益を優先させる人（テイカー）でも、損得のバランスを考える人（マッチャー）でもなく、人に惜しみなく与える人（ギバー）であるといっています。このギブ（与えること）と「幸せ」についてはまたあとで詳しく述べます。

2010年、金沢大学「子どものこころの発達研究センター」から、知的障害のある自閉症患者にオキシトシンを投与したところ自閉症患者の症状が改善したとの発表がありました。社会の中でほかの人とうまくやっていくにはオキシトシンが生み出す「信じる力」が大切です。

人と人の「あいだ」をうめて「幸せ」になるためには「信」がなくてはなりません。前にお話ししたように、「幸福」の〝条件〟に「信仰」が挙げられているのもある意味頷けます。

「皇帝ペンギンの子育て」とホルモン

私の教室の医師同士のカップルの結婚式披露宴で行ったオキシトシンにまつわる私のスピーチです。これまでのお話のまとめとして抜粋します。

「皇帝ペンギン」は世界で最も過酷な子育てをすると言われています。南極に住んでいてしかも冬に繁殖をします。皇帝ペンギンのメスは、海岸から数十キロも内陸に入った所に重さ450グラムの卵を1個だけうみます。これは捕食者に襲われないためと、ひなが育っていく時氷が解けていないためです。皇帝ペンギンの夫婦が二人でどのようにして子育てをするかというと、まず卵を温めなければいけません。しかし、卵は1個です。そこで、最初に産卵で疲れたメスが遠く離れた海まで餌を食べに行きます。その間、オスがたった一人で自分の足の上に卵を載せて温めるのです。マイナス60度、寒風吹きすさぶ中、何も食べずにずっと突っ立っているのです。

夫婦、役割分担だから当たり前と単純に思わないでほしいです。最初に卵を温めなければいけないオスの気持ちになってみてください。メスが帰ってくるのには数十日かかります。ひょっとするとメスは、気が変わって食べ物が豊富な海岸で住みついてしまったり、あるいは体力がなくなって帰ってこないかもしれません。メスが帰ってこなかったら自分は死んでしまいます。しかしオスはひたすらメスの帰りを信じて卵を抱いているのです。メスが帰ってきた時オスの体重は40%も減っているそうです。そして今度はオスはメスと交代して餌を食べに海に行きます。こうした行為をオスとメスの「あいだ」で何回も何回も繰り返すのだそうです。

どうしてこんな行動を皇帝ペンギンはとることができるのでしょうか？　私は、その原因として、一つのホルモンに注目しています。それはオキシトシンです。

いま巷では、オキシトシンは〝愛情ホルモン〟として大変注目されています。医学部の方なら、おわかりでしょうが、オキシトシンは分娩の時たくさん分泌されて子宮を収縮させて陣痛を促します。しかし最近の研究で、オキシトシンは、妊娠してない女性でも、そして男性でも分泌されています。とくに二人が抱き合ったり、キスをすることでたくさん分泌されます。

オキシトシンは、パートナーを信頼するようにしむける力があります。最近、オキシトシンの点鼻スプレーが自閉症の子供に試され効果があったと報告されています。

さて、恋愛においては、恋人を見つけた当初は、脳の中の報酬系と呼ばれるところで、ドーパミンがたくさん分泌されます。ドーパミンは自分が気に入ったものをどうしてもゲットしたいと思わす物質です。ドーパミンからノルアドレナリンもつくられて、独り占めにしたい、相手のことしか目に入らないという激しい思いが起こります。これが、恋、ラブです。しかしこの激しさは、体を疲れさせてしまいます。そのため次第に恋は色あせてしまいます。それでもその人とずっと一緒にいたいと思えるのは、どれほどオキシトシンが分泌されるかにかかっています。オキシトシンは報酬系にも

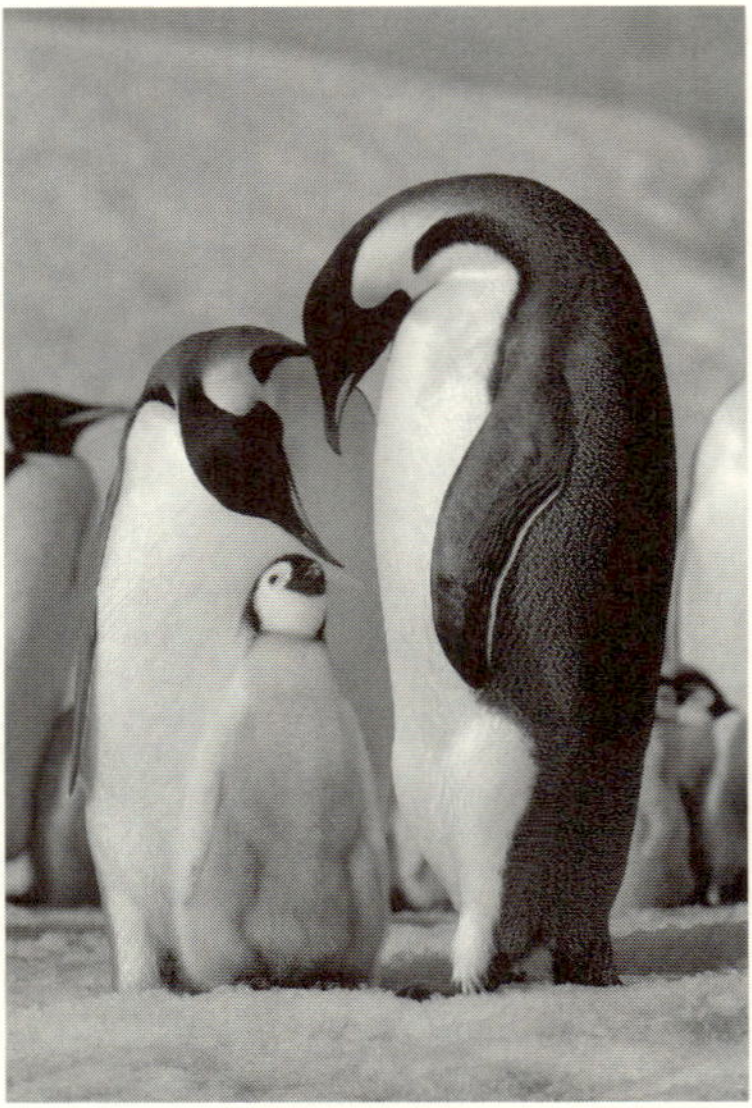

皇帝ペンギンの夫婦と子供
（写真：Getty Images）

働きかけて、その活動を維持してくれます。この感情は、コミットメント、とよばれるものです。

もちろん研究はされていませんが、私は、皇帝ペンギンのつがいでは、オキシトシンの血中濃度が最高に達しているのだと思います。ですから、相手の帰りを待つことができるのだと思います。オキシトシンは、食べる行動を抑えます。ですから絶食にも耐えられるのでしょう。しかし、体重が減っていく中、どんどんオキシトシン濃度は下がっていきます。その低下をなんとか食い止めているのはなんでしょうか？

それは、私は、足の上に置かれた、二人のコミットメントの証である〝卵の重さ〟ではないかと思います。

このような席では「これからはどうかご夫婦お二人、手に手を取って頑張ってください」と、よく言われます。しかし、現実は少し違うと私は思います。私のところもそうですが、新郎××くん、新婦○○さんは、ともに医師です。いつも二人一緒にいられるわけではない。一人ぼっちになることもあると思います。

しかし、寒い氷原の上で、パートナーが必ず帰ってくることを信じてひたすら卵を抱きつづける皇帝ペンギンの気持ちをどうかお二人持ちつづけていただきたいと思います。そうすることでオキシトシンの分泌は全開になると思います。

ダイヤモンドとヒスイ（翡翠）——男と女

男女の関係はあまりにも複雑で、そしてあまりにも「幸福」に深く関わっています。それだけに、男性ホルモン、女性ホルモンは「幸福」にとってなくてはならないものです。そのイメージをわかっていただくために、もう一度だけ、私の結婚式披露宴のスピーチから抜粋します。

2011年の東日本大地震で、結婚指輪の売り上げが40%も増加しました。若い方は孤独感、不安感を感じて、より、ヒトとヒトとの絆を求めるようになったようです。エンゲージリングには、ダイヤモンドが定番の一つです。ダイヤモンドは、一番硬い鉱石であることは誰でもよく知っています。硬さを示す言葉として「硬度」がありますが、ダイヤモンドは、硬度10の石です。つまり、ダイヤモンドは、どんなものにも傷つけられることはありません。しかし、悲しいことに、どんなものをも傷つけてしまうのです。一方、ヒスイ（翡翠）という鉱物があります。これは、硬度は6・5でダイヤモンドにかないません。しかし、ヒスイは、「欠けること」がないのです。「靱《じん》性《せい》」とはこの物の欠けにくさ、粘り強さを表す単位です。英語では、タフネス、と言われます。我々の歯の表面を覆うエナメル質も高い靱性を持っています。ヒスイの靱性は8でダイヤモンドの7・5を上回ります。ヒスイをダイヤモンドにぶつけるとダイヤモンドのほうが欠けてしまうのです。今日からは、新夫××くんは、ダイヤモンドの輝きを、新婦○○さんは、ヒスイの強い靱性をもって、ともに補い合って、強くそして靱《しな》やかに生きていっていただきたいと思います。

男性、女性そして「男性ホルモン」「女性ホルモン」に関する私のイメージは、それぞれ、ダイヤモンド、そしてヒスイです。いまどき、男性、女性はこうあるべきという固定概念を安易に示してしまうと、一斉攻撃、大炎上となりかねませんが、あくまでホルモンのふるまいの話として取っていただければ幸いです。

一攫千金と玉の輿

男性ホルモンは精巣で、女性ホルモンは卵巣でつくられ、別々のものだと思われていますが、実は、男女どちらも、両方のホルモンを分泌しています。男性でも女性の半分ぐらいの女性ホルモンをつくっています。そして、大切なことは、女性ホルモンは男性ホルモンからつくられるという事実です。

男性ホルモンも女性ホルモンも、どちらもコレステロールから作られて、男性ホルモンには、テストステロン、アンドロステネジオン、デヒドロエピアンドロステロン（DHE）の3種類があり、健康な男子の場合、1日におよそ7㎎程度分泌されています。一方、女性ホルモンには、エストロゲン（卵胞ホルモン）とプロゲステロン（黄体ホルモン）の2種類があります。

卵巣において、まずはテストステロンがつくられ、その後に、アロマターゼという酵素により、女性ホルモンであるエストロゲンに変換されます。DHEは、テストステロンやアンドロステネジオンのもとになる性ホルモンで、男性ホルモンだけでなく女性ホルモンも生み出すことができます。ですからDHEは、「若返りホルモン」と銘打って、サプリメントとして売り出されています。さらに、男性ホルモンは、脂肪組織、皮膚や骨などに運ばれてその場で女性ホルモンに変換されて作用します。女性らしいふっくらした肢体、柔らかな肌はこの女性ホルモンの働きによります。タバコは、アロマターゼの働きを弱めます。ですから、男性がタバコをやめると女性ホルモンが多くなり、柔和になり、少しふっくらとするのです。

人生の成功のために、人はよく〝乾坤一擲《けんこんいってき》〟の勝負に出ようとします。そんな時には男性ホルモンが必要です。短い期間で売買を繰り返す証券投資家、トレーダーとして成功している人は、血液中の男性ホルモン濃度が高いという報告があります。瞬時に状況を正確に判断して、きっぱりと決断する姿勢、いわゆる〝男らしさ〟や勝負師スピリットは男性ホルモンによりつくられます。ハイリスク、ハイリターンを望むなら、男性ホルモンで、イケイケドンドンというノリになります。〝世間的に〟成功するには男性ホルモンが有効です。

一方、女性ホルモンは、現実路線を貫くホルモンです。一攫千金なんて、夢のまた夢、もっとしっかりと幸せを得たいのなら、自分に貢いでくれる男を、用意周到にゲットするやり方を我々に選ばせようとします。一攫千金vs.玉の輿――男と女では、成功を掴む戦法は違っています。

男性ホルモンは、仕事で成功する方でたくさん分泌されています。しかし、仕事で成功するには、男性ホルモンだけがやたら多く、空気が読めず我を押し通すだけではだめです。チームワークを大切にして、自分のまわりの空気を読めないといけません。他人の気持ちがわかる、共感できるという性格は、男性ホルモンからつくられる女性ホルモンが担当します。

女性ホルモンの何よりも大切な力は、骨を強くし血管を丈夫にすることです。これは女性が、出産に耐え元気な子供をつくるためだと思います。赤ちゃんの丈夫な体をつくるために、お母さんはしっかりとカルシウムを自分の骨の中に蓄えておかなければなりません。妊娠、分娩のストレスに持ちこたえられる強い心臓、血管をもつことも女性には要求されます。更年期を迎え、卵巣機能が廃絶すると、一気に女性ホルモンは減ってしまい、女性は〝男性化〟します。しかし、それでも女性が男性より長生きなのは、若い時に、女性ホルモンにさらされていたおかげです。女性の一生のうちに分泌される女性ホルモンの量は、スプーン一杯ほどですが、その威力は凄いものです。

私は、中国最古の書「易経」を勉強しています。占いの書物というより、人生哲学書として学んでいます。「易」の字は「変わる」ということを意味しており、「易経」は英語では「Book of Changes（変化の書）」と訳されています。

易では、人生の諸相を陰（⚋）と陽（⚊）の組み合わせで表します。〝当たるも八卦、当たらぬも八卦〟といいますが、これは、陰、陽の2種類どちらが出るかを3回（上、中、下卦）繰り返し2^3の8通りの組み合わせとなりこれで八卦、それをさらに2回繰り返すことで、8×8の64通りの卦（正式には「け」ではなく、「か」と読みます）で運勢を占います。

陰は女性を示し、陽は男性です。男性は「変」という漢字でも示されます。男性は「変ずること、つまり一時的なチェンジ」を求めがちであるとしています。積極的に物事の変革に乗り出すという意味では、いいのですが、眼先の変化に目を奪われがちという風に捉えることもできます。一方、陰の女性は「化」という字があてられています。女性は、長期的展望にたって恒久的な変化、変化の固着を願うとしています。物事を本気で変革するには、ただ変ずるだけではだめで、「化する」ことが大切です。女の人が「化粧をする」

のも頷けます。

男性は薬指が人差し指より長く、女性は人差し指が薬指より長い

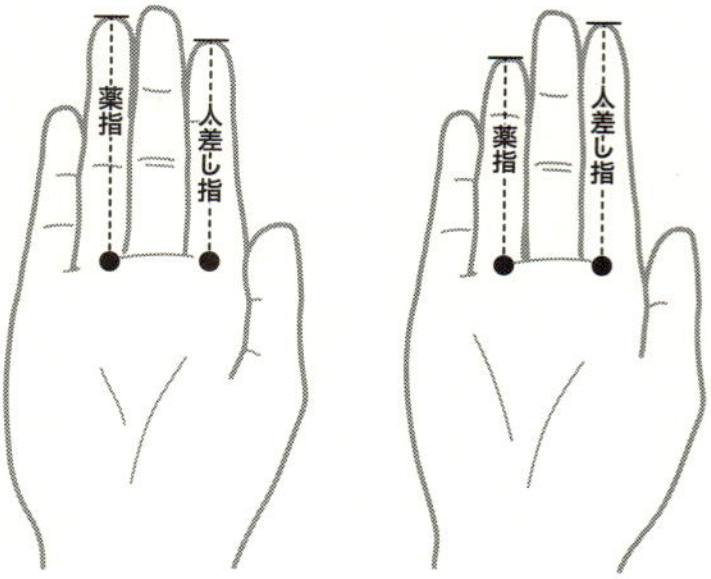

薬指と若禿

自分がどれだけ本来「男性的なのか」は、薬指を見ればわかります。男性ホルモンは、胎児が子宮の中にいる時に、一時的にたくさん分泌されます。その量は、面白いことに、薬指と人差し指の長さの差として現れるという調査があります。女性も男性ホルモンはありますがその量は少なく（男性の5～10％）、女性は通常、人差し指と薬指の長さはほぼ同じか、人差し指のほうが長いです。男性ホルモンの分泌がはるかに多い男性では、薬指の長さが、人差し指に比べて長くなります（上の図）。たしかに私の周りにいる、シャキシャキと仕事をしている美魔

女たちには、薬指のほうが長い方が多いです（私はなんとか薬指が人差し指より長いです。しかしぎりぎりです）。

私は娘二人に、「結婚するなら若禿の男がいい」と言っています。禿は、テストステロンから生成されるDHTという強力な男性ホルモンが原因です。ですから、若禿の男の人は、概してDHTが多いと考えられます。だからこのような男性は男性ホルモンが多そうで社会で成功する可能性が高いから結婚がお得――というわけではありません。私の観察では、どうも若禿の人は、やさしい男性が多いように思えるのです。男性ホルモンが多いと、女性ホルモンも多くなって、やさしさも兼ね備えた性格になるのではないかと勝手に想像しています。若禿の男性は、娘を大切にしてくれる確率が高くなると密かに思っています。

肥満は男性ホルモンを低下させます。男性ホルモンの低下がさらに肥満を助長します。中年太りの男性は、男性更年期障害に要注意です（男性更年期障害としてよくみられる症状は、夜トイレに行くようになることです）。ギャンブルを奨励するつもりはありませんが、競い合うゲーム感覚のワクワクイベントは、男性ホルモンの維持に役立つと思います。夜の明るさはテストステロンの分泌を低下させます。薄明かりぐらいの生活が更年期を迎えた男性にはちょうどいいのではないかと思います。

「亭主元気で留守がいい」

私は女性の強さ、魅力の一つは、女性がヨコの関係を大切にすることにあると思います。網野善彦の『東と西の語る日本の歴史』(講談社学術文庫)には、東西の風土文化の違いが見事に描かれています。「関東は、気候も厳しく、土壌も痩せていて、人々は、一個一個の家を中心に家父の指揮のもと、厳格な命令系統を持って一致団結して生きていくタテ社会、イエ的社会を形成していた。一方、関西は、長らく都があり文物の往来も多く、気候も穏やかで収穫量も多く、豊かな社会を作りやすかった。必ずしも強いリーダーを必要とせず、お互いの情報を交換しやすいヨコ社会、ムラ的社会を形成していた」と述べられています。こうした違いが、源氏の強い結束を持った武士群団をつくり、公家化して高度の文化レベルをもっていた平家の軍団を打ち破った力の根源となったとされています。関西はあくまで、母系社会で、別にだんなさんはいなくていい、それよりご近所付き合いが生活の上で大切、という考え方が生まれ、これが「亭主元気で留守がいい」と断じる大阪のおばちゃんの活力につながっていると私は考えています。往々にして、関東のご夫婦のほうが、夫婦単位で行動し、そして旦那さんを立てることが多いように見受けられます。

もともと女性ホルモンには、「人の顔色を窺う」力を与える作用があるようです。ターナー症候群という病気があります。遺伝子が乗っている染色体は人では46本、23組あります。男女を決める染色体は、性染色体といって、X染色体とY染色体があり、男性ではXY、女性ではXXです。ターナー症候群の患者さんでは、X染色体が一つしかありません。そのため女性ホルモン不足となって、卵巣が発達せず生理がなく不妊になります。二次性徴が見られず、心臓や血管などの臓器の奇形があり、腫瘍や糖尿病にもなりやすいです。こうした症状は、女性ホルモンが足りないことが関係しているわけで、女性ホルモンの凄さが改めて認識されます。さらに、ターナー症候群の方は、顔の表情、とくにおびえた表情と怒った表情が理解できないといわれています。つまり、女性ホルモンは、人の顔色を窺うことに大きな作用を発揮するのです。

人の輪の中で、自分の位置を見つけだし、人と人の「あいだ」でうまく生きていくには、女性ホルモンは欠かせないと思います。タバコは百害あって一利なしであるのは明らかですが、タバコを吸うと女性ホルモンが作られにくくなります。禁煙は女性ホルモンを有効に働かすためにも意味があります。

第五章

「幸福」のための腸！いい話

腸内細菌——気づかれなかった愛しき隣人

「幸福」は、「あいだ」にあるとお話ししていますが、私たちの人生に大きな影響を与える「あいだ」として、人と人の「あいだ」だけではなく、我々と、別の生命体との「あいだ」があることが最近大きくクローズアップされています。これまでまったく顧みられることがなかった〝隣人〟が、私たちのごく至近距離に存在しているのです。拙著『腸！いい話』（朝日新書）などが火付け役となって、いま、腸の重要性、とりわけそこに棲んでいる「腸内細菌」が一大ブームとなっています。私も出演した、NHKのテレビ番組「解明！驚異の細菌パワー」が2015年に放送されるや否や、局には、1週間にわたって電話が鳴り続けたとの話です。どんな病気も腸内細菌が関わっているというのはおかしいのではないか、という批判です。しかし、私たちの健康、病気——がん、アレルギー、肥満、メタボリックシンドローム、さらに、パーキンソン病などの神経疾患や自閉症などに、程度の差はあるにしろ、腸内細菌が関わっているということはかなりはっきりしてきました。さらに、ひょっとすると私たちの性格や行動パターンも腸内細菌の影響を受けているかもしれません。私たちとこの隣人たちとのかかわりは深く、世界中の多くの生物学者、医学者が、本気になって、その「あいだ」で起こっているできごとについて、激しい研究競争を繰り広げています。

腸をめぐる「鬼は外、福は内」

「鬼は外、福は内」――毎年、二月三日の節分の日の夜、私たちはそう唱えて福豆を撒いて厄除けを行います。節分は立春の前日、大晦日にあたり、節分とは「季節を分ける」ことを意味しています。旧年と新年の「あいだ」の日です。一年無事にいられたことに感謝し、そして新しい年の「幸」を祈ります。「鬼」は家の外にいてほしい、「福」は家の中に入ってほしい、という概念は、生命体についても同じです。

私たちの「生」は、「仕切り」ができた時に始まったとお話ししました。

まず細胞という仕切りができて（細胞は英語で「cell」といいますが、これは「部屋」という意味です）、次に細胞同士のつながりができ、そして臓器、人体が形づくられます。体の表面は、皮膚に覆われていますから、皮膚の表面は体の「外」であることは皆さんすぐ納得できると思います。しかし、口から〝中〟――食道、胃と続いていく通路はどうでしょう？〝おなかの中〟という感じで、私たちは、ものを食べた瞬間、食べたものは、体の〝中〟に入ったと思うのではないでしょうか? しかし、ここは空気が通れます。つまり外気に触れられる、れっきとした「外」です。つまり、ちくわの穴のようにそこは体の「外」です（左の図）。口からは腸管（まさに管、パイプです）が続いていきます。食道、胃、十二指腸、小腸（空腸、回腸）、（盲腸）、大腸、直腸と連なって最後は、肛門に至るのですから、腸の中はずっと「外」の世界です。鼻、のど（喉頭）、気管、気管支、肺の通路も「外」と接しています。

生命活動の駆動力となるATPを高効率につくり出すミトコンドリアを十分に働かすためには、栄養素であるブドウ糖・脂肪と酸素をうまく体の「外」から「内」に取り込む必要があります。そのための臓器が発達しました。「肺」は酸素の取り込みと二酸化炭素の排泄、「腸」は栄養素の取り込みを行います。「腎臓」は不要なものの排泄の臓器と思われがちですが、実はそれ以外に、体の隅々まで酸素をうまくいきわたらせるために働きます。エリスロポイエチンというホルモンをつくって、酸素を運ぶ赤血球をつくり、塩分（ナトリウム）を取り込み（いったん尿に捨てた塩分をふたたび取り込んでいます）、レニンというホルモンを分泌して、血圧を上げようとします。これらの臓器はすべて、体の「外」と「内」の「あいだ」に位置する臓器たちです。「外」と「内」の「あいだ」にバリアをつく

ヒトの体の「内と外」

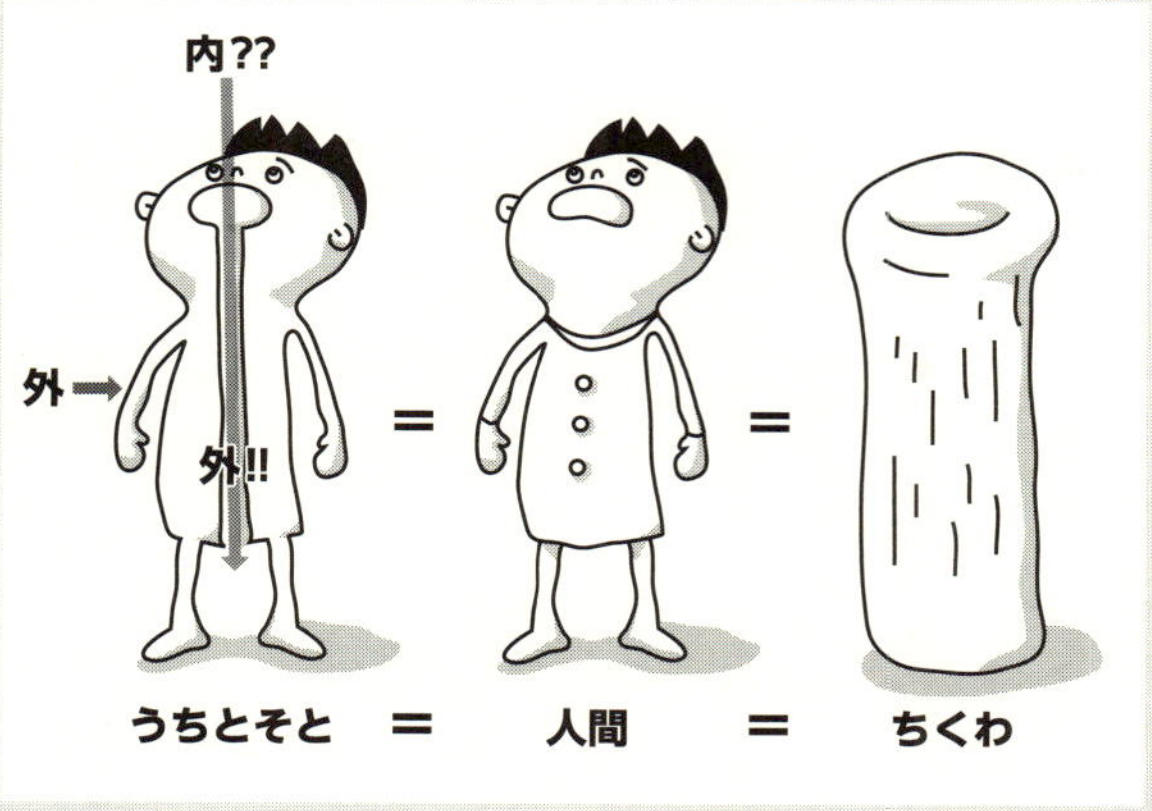

っています。しかし、このバリアは、何物も通さない鉄壁の硬いバリアではなく、必要なものは通し、毒になるものは通さない、という柔らかなバリアであることが生命の営みにとってとても大切です。

　文字通り、「外」には、鬼がいます。キケンなことがいっぱい起こります。過酷な現場なのです。「食べる」ことは生きていくためには一日も休むことができません。しかし「食べる」ことは極めて危険な行為です。栄養素だけでなく、体にとって「毒」となるものも入り込む可能性が高いのです。この危険を冒して、効率よく必要なものを取り込むために、「腸」は、必要なものを体の「内」に受けいれ、危険なも

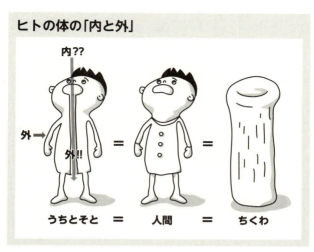

のは「外」に排除する〝動的バリア〟として働いています。まさに「鬼は外、福は内」がなされています。

ですから、こうした「外」に向いている臓器には、よく、がんが起こります。肺がん、胃がん、大腸がん、さらに子宮がん、乳がんなどは大変頻度の多いがんです。一方、「内」を向いている臓器である脳、心臓や血管、骨や筋肉では、がんの頻度は極めて低いです。

腸内細菌はペット？

みなさん、部屋の掃除をしていると実感できると思いますが、長らく掃除をしていないと、埃は、机や家具の上、そして床との隙間などにたくさん溜まります。それと同じで、空気の中に漂っている微生物（あいまいな定義です。肉眼で見えない生き物は、なんでも微生物と呼ばれます。腸内細菌などの細菌、カビ・キノコ類・酵母などの菌類などすべてを含みます）は、私たちの「内」と「外」の「あいだ」に溜まって棲みつきます。彼らは水分がないと生きられないので、皮膚の上では脂や汗、腸管や鼻腔や気管では、それらの表面を覆う粘膜が分泌する粘液の中が、彼らの住処です。

空気中には、1立方メートル当たり数千匹の微生物が漂っていますが、土の中には、1グラム当たり3～5億の微生物がいます。全身の皮膚の上には1兆個、そして腸の中には、100兆個以上、1000種類以上の細菌がいます。私たちは、便は、食べたものを消化し終えた食べカスと思いがちですが、その半分は腸内細菌（の死骸）です。その重さはなんと、1～1・5キログラムにもなり、私たちの体重の1キロほどは自分の体重ではなく、腸内細菌たちの重さです。私たちは、おなかの中に、えさを毎日与えないといけない、子犬、子猫のような大きさのペットを飼っているのです。

私たちはお母さんのおなかの中にいる時は無菌状態です。それが、分娩出産の時にお母さんの皮膚から菌が赤ちゃんのおなかの中に入ってきます。これが我々の腸内細菌のルーツです。その後もお母さんから母乳をもらう時にその皮膚に触れることで感染は続きます。帝王切開で生まれるのか、母乳で育てられるのかは、腸内細菌の違いにつながる可能性があり、研究が進んでいます。赤ちゃんの時に体に入ってきた菌を私たちは拒否せず原則一生持ち続けます。基本のパターンは変わらないのです。ですから、私たち一人ひとりの腸内細菌はそれぞれ指紋のように異なります。その人の便を調べればその人が誰であるのかがわかるのです。犯人は犯行現場に指紋を残さないように気を付けますが、もし便を残してしまったら捕まってしまいます。

さて、我々にとって腸内細菌はペットのようなものだといいましたが、〝ペット〟というのは上から目線の言い方です。〝パートナー〟のほうが正しいです。自分ではえさをとれない彼らではありますが、私たちも彼らがいないと生きていけないのです。これを〝共生〟関係といいます。「共に生きていく」、これは「幸福」のキーワードです。「幸福」は「あいだ」にある、という考えの根本姿勢です。腸内細菌がどのように私たちに「幸福」をもたらすのかを、科学的に説明したいと思います。

発酵と腐食の「あいだ」

「発酵」という言葉は、私たちにいい印象を与えます。発酵食品イコール健康食品というイメージがあると思います。一方、「腐敗」はまさに、腐ってしまう、食べるとアブナイ、という悪いイメージです。しかし、この二つの現象は、微生物が行うまったく同じ行為です。人が得すると思えるものは、「発酵」とし、人に害を及ぼすものは、「腐敗」としただけです。

「代謝」は、生物が生きるエネルギーを得るための化学反応であるとお話ししました。代謝には、大別して発酵、呼吸、光合成の三つの種類があります。「発酵」と「呼吸」は、有機物（主に、生物が作り出し、生物を形作っている炭素を中心とした物質）を「酸化」させて、その時遊離されるエネルギーでATPを合成することです。酸化はよく使われる言葉ですが、広く言うと、物質から電子（陰性）が奪われることです。電子はエネルギーを持った小さな粒子です。酸素は非常に強い電子の受け手で、電子が奪われる時には、酸素と反応することが多いので、酸化といわれます。酸化される物質から、電子が奪われる時に、水素（陽性）がともに奪われ、酸化させた物質に移ります。これを還元といいます。ですから、ある物質が酸化されると、酸化させた物質は還元されます。

この時、水素（あるいは電子）を有機物に渡せば「発酵」、酸素に渡せば呼吸（厳密には、好気呼吸――好気とは酸素が好き、必要だということ）といわれます。呼吸では、空気（酸素）を吸って、二酸化炭素を吐き出すことになります。呼吸でも、酸素を使わず、無機物に水素を渡すものは、嫌気呼吸といいます（嫌気は、酸素を嫌うということ）。

一方、植物は、光のエネルギーを使って水と二酸化酸素から、ATPと酸素をつくる「光合成」を行っています。もう少し詳しく言うと、植物は、まず水から、酸素と水素イオンをつくり、ミトコンドリアの場合と同じく、この水素イオンを葉緑体の膜の「あいだ」に貯め込みATPをつくり出し、そのATPの一部のエネルギーで、二酸化炭素から炭水化物を合成します。「呼吸」も「光合成」もどちらもATPをつくる反応ですが、まったく逆の反応で、動物の「呼吸」と植物の「光合成」の両者があるからこそ、生態系は釣り合って続いています。

「発酵」は、酸素も光も使わないでエネルギーを獲得する方法です。「発酵」の反応経路は、途中のピルビン酸と呼ばれる物質の産生までは、「呼吸」とまったく一緒です。ピルビン酸は、ミトコンドリアの中に入り、アセチルCoAという反応性の高い物質に変わって、「呼吸」の反応が、どんどん進んでいきます。そして、最終的に、酸素を使って、たくさんの電子を受け渡すことで、多量の水素イオンを貯め込んで、その力で大量のATPが生み出されます。しかし、微生物たちは、ミトコンドリアを持っていません。仕方なく、ある意味〝中途半端な〟反応をするしかありません。〝完全燃焼〟できないのです。酵母(イースト)、乳酸菌などの微生物は〝嫌気条件下で〟(酸素を使わずに)有機化合物を酸化して、アルコール、有機酸、二酸化炭素などをつくり出します。ですから、「発酵」は効率が悪く、動物や植物に比べて得られるエネルギーは少ないです。しかし、実は、この微生物たちの〝中途半端さ〟が私たちにとって、とても重要になります。「発酵」と「腐敗」の「あいだ」に生まれるものを私たちは利用して生きているのです。

「発酵」で生きている腸内細菌のほとんどは、酸素があると生きていけません（嫌気性菌）。腸の中は「外」の世界、空気が流れることができるといいましたが、腸管をどんどん進んでいくと、空気は薄くなっていて、大腸では無酸素になっています。ですから、大腸にほとんどの腸内細菌（嫌気性菌）が棲んでいます。大腸の腸内細菌の数は、小腸の腸内細菌の数の1000倍以上です。健康にいいイメージのいわゆる〝善玉菌〟の代表とされる乳酸菌は、発酵で、乳酸をつくる菌の総称（いわゆるビフィズズ菌［ビフィドバクテリウム属］やラクトバシラス属［Lactobacillus］などを含む）で、典型的な嫌気性菌です。

乳酸菌はヨーグルトや乳酸飲料などの発酵乳製品、キムチや浅漬け、味噌などの発酵植物製品、塩辛、鮒《ふな》寿司などのなれ寿司など多数の食品に使われています。乳酸菌による発酵で産生された様々な物質は、これらの食品に酸味などの味や香りを与えます。それだけではなく、乳酸によって食品のpHが酸性になることで、「腐敗」や食中毒の原因になるほかの微生物の繁殖を抑えてくれます。発酵食品はもともとは味を美味しくするためというより、冷蔵庫や防腐剤のなかった時代に、食品を長期に保存するため、それぞれの土地で様々な工夫をして生み出されたものです。

発酵に利用される「善玉菌」乳酸菌でも、時と場合によっては、善玉とは言えない場合があります。アルコールに強い乳酸菌も存在して、それらの菌が、酒類の醸造、発酵中に混入して増殖すると、異臭・酸味を生じて酒の商品価値が失われることになります。これは「火落ち」と呼ばれます。まさに「発酵」と「腐敗」は同じものということを示す事象です。この「火落ち」を防ぐために、「火入れ」と呼ばれる低温殺菌法（一例として醸造した酒を65℃で23秒間加熱）が行われます。火入れは江戸時代頃から行われていました。生酒は火入れをしていないお酒、清酒は二度火入れをしたものですが、「ひやおろし」は、一度火入れをして、夏、冷たい樽で熟成の後、二度目の火入れをしないで、秋口に出されるお酒です。私は、10月が一番好きな月ですが、この月に「ひやおろし」を飲むのを楽しみにしています。

なぜ、腸内細菌は我々の心身に影響を及ぼすのか？

腸内細菌がなぜ、腸だけでなく、私たちの体のいろいろな臓器に影響を持つのでしょうか？　腸内細菌は基本、私たちの腸のバリアを超えて「内」に入り込むことはありません。体が大変弱ってきた場合、バリアを突破して、腸内細菌が体に入り込むことがありますが、

腸内細菌がつくる短鎖脂肪酸が肥満を予防

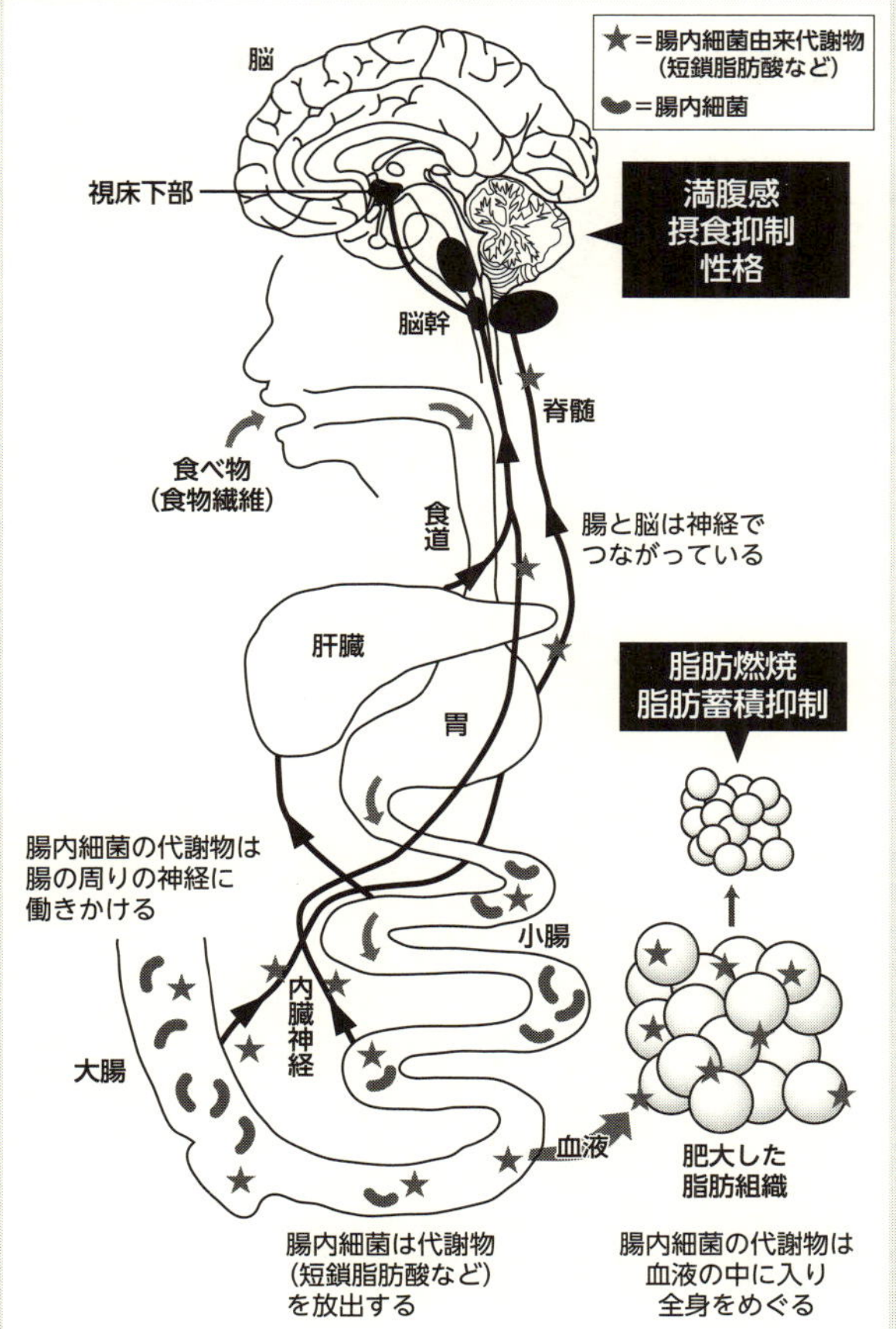

こうなってしまうと死に至る可能性が大変高くなります。バクテリア・トランスロケーション（微生物転移現象）と呼ばれる、恐ろしい病態です。私たちは、脂肪分の多い食事をとると、腸に炎症が起こり、バリア機能が障害されて、腸内細菌の毒素が全身に回ることでメタボリックシンドロームを起こすことを2016年に明らかにしました。

通常は、腸内細菌が「代謝」した様々な代謝物が、腸のバリアを超えて体の「内」に取り込まれています（前ページの図）。この代謝物は、腸の細胞にも働きますが、血液に入り全身をめぐり、また腸の周りに密に分布する神経に直接作用して、その神経の興奮が脳に伝えられます。腸内細菌由来の代謝物は、ホルモンのように働くのです。また腸のバリア機能の一翼を担う、免疫細胞（リンパ球など）に働きかけ、その結果活性化した免疫細胞は体のいろいろな臓器に散らばっていき作用を及ぼします。だから、腸内細菌の変化は、その代謝物の変化として、私たちの体と心（脳の働き）に深く影響するのです。

とくに、短鎖脂肪酸と呼ばれる物質は、いわゆる善玉菌がつくる代謝物として注目されています。炭素の数がすくない（6個以下）脂肪酸で、酢酸、プロピオン酸、酪酸などがあります。これらの物質は体に取り込まれると、脂肪細胞や神経に働きかけて、エネルギー代謝を高め、メタボになりにくい体質をつくります。糖尿病や肥満の人では、短鎖脂肪酸をつくる腸内細菌が少ないことが知られています。短鎖脂肪酸をうまく腸まで届けたり、また、健康な人の腸内細菌を「便移植」という方法で、肥満の人の腸に入れると、インスリンの効き方がよくなり、太りにくい体質になったという研究報告もあります。

遺伝子の共有と「幸福」——エコな世界

ミトコンドリアを持たない、腸内細菌たち一匹、一匹（この数え方が正しいかわかりませんが）が保有している遺伝子は私たちと比べて貧弱です。しかしながら、我々の遺伝子は、2万数千個ですが、腸内細菌の総数は、100兆個以上、私たちの体をつくる細胞の数、60兆個よりも多いのです。ですから、彼らの個々の能力は極めて貧弱であっても、腸内細菌が持っている遺伝子の総数は、私たちの遺伝子の100倍以上です。その力の総和はとてつもなく大きいのです。ある意味、私たちは、自分自身の細胞の核の中に〝持ちきれない〟遺伝子を、腸内細菌たちに〝持ってもらい〟、その総力で、大きな代謝を行っています。まさに〝持ちつ、持たれつ〟の共生関係です。私はこの関係に、我々の先人たちが、〝借景〟という庭園技術を用いて、大自然の眺めを自分の庭の一部として巧みに取り入れて、私生活を謳歌してきたイメージを重ねています。

いろいろな生物が同時的に存在する社会を表す言葉に、「生態系、エコシステム（ecosystem）」があります。エコシステムとは、ある一定の区域（仕切り）に存在する生物たちと、それを取り巻く環境をまとめた〝閉じた〟世界です。生物は、食べないと生きていけないので、この世界の中で限られた「食べ物」をいかにシェアするかという問題を中心にして、様々な生物の「種」が、捕食被食、競争、共生、寄生などの関係をくりひろげ、食べ物が様々に変化しながら循環し（代謝）、エネルギーが生物の群集間で受け渡されています。この環境がエコシステムです。「幸福」が「種の保存」の中で生まれる感情である以上、この〝エコ社会〟がうまく続くことが「幸福」にとって極めて重要です。この世界では、動物植物同士の「あいだ」だけではなく、微生物と我々との「あいだ」もとても大切です。みんなで、お互いが持つそれぞれ個性的な遺伝子をうまく共有して、全体の遺伝子の力が維持、統合される社会が、幸福な社会となります。

善玉 vs.悪玉のうそ：多様性――「世界に一つだけの花」

腸内細菌について、善玉菌、悪玉菌とよくいわれます。乳酸菌やビフィズス菌はイイモノ、大腸菌やウェルッシュ菌はワルモノ、といわれます。たしかに彼らはそのような性格ですが、ほとんどの菌は、いわゆる「日和見菌《ひよりみ》」と呼ばれる、いいこともするし悪いこともする菌たちです。超悪玉菌が増えるとその味方をしますし、善玉菌が優勢になるとそれに加担します（典型的な普通の人格の菌です）。また、肥満の人では、ファーミキューテスが多くバクテロイデスが少ないので、前者が悪玉、後者は善玉といわれることもありますが、この名前は「門」というおおざっぱな分類での名称で、そこにはいろいろな菌が属していて、これだけの区別ではいいとか悪いとか言えません。

最近は、いいvs.悪い、という色分けの問題ではなく腸内細菌の全体としての数、種類が重要であるということがわかってきました。メタゲノム解析というコンピュータ技術を駆使した詳しい遺伝子解析ができるようになり、私たちの腸内細菌の種類やその数が格段に正確にわかるようになりました。

こうした技術で、私たちの腸内細菌を調べてみると思わぬ結果が得られました。通常こうした解析をした場合、平均値あたりの人が最も多く、山の頂となり、平均値から離れるにしたがって、種類の多い人、少ない人は減っていき、一つの山型になること（正規分布）が多いので、そうなると予想されていました。

ところが実際は、二つの山に分かれました。つまり腸内細菌の種類が多い人たちと、少ない人たち（遺伝子数が48万以下の人）に分かれたのです。さらに面白いことに、腸内細菌の遺伝子の数が少ない人たちに肥満の人が多く、こうした人たちは、同じカロリーをとっても太りやすいという結果でした。つまり、どんな腸内細菌がいることが大切なのかということより、どれだけたくさんの種類の腸内細菌がいるかということが重要であることがわかったのです。これは、腸内細菌の多様性（Richness）と呼ばれます。

かつてベストセラーとなった『働かないアリに意義がある』（長谷川英祐／中経の文庫）では、「社会生活を営むアリ社会には、働きアリが存在するが、実は、その7割はボーッとしており、約1割は一生働かないことがわかってきた。しかし、働かないアリがいるからこそ、組織が存続していける」という事実が描かれています。つまり、みんな画一的な働き手であれば、平穏な社会ではその生産性は上がるかもしれないが、状況が変化した時の危機管理には弱い。そんな時には、普段は働いていないやつが普通のやつが持っていない力を急に発揮してその社会を救うというのです。最近注目されている社会のロバストネス（強靱さ――ヒスイのような靱やかさ）において、社会の多様性が大切だということを示しています。

女性の社会進出に伴い、男女機会均等として、「ダイバーシティー（Diversity）」ということが叫ばれています。これは、まさに多様性であり、男女だけでなく、いろいろな職種、立場の人間の共同参画がプロジェクトの成功にはなくてはならないことが認識され始めています。

腸内細菌の作用の発揮され方について、「腸内細菌コンソーシアム」というとらえ方も重要です。コンソーシアム（consortium）は、「特定のプロジェクトの達成のために複数のメンバーが一時的に集まったグループ」です。一匹一匹の代謝能力は弱い、しかし、代謝経路が少しずつ異なった腸内細菌メンバーが複数関わることで、ある筋の通った一連の代謝が実現するという考えです。このメンバーは決して固定的なものではなく、様々な〝代謝プロジェクト〟を実現させるために、流動的なプロジェクト集団となっています。

「呼吸」という、大量のATPの産生のために決められた一本道の代謝経路を持たない微生物たちは、それぞれ個性ある「発酵」を営んでいます。大豆に大豆菌がつくと納豆になり、麴菌（これはニホンコウジカビというカビ菌です）がつくと味噌になり、コメにつくと麴になり、この麴を水に浸し、次に酵母がついて発酵すると日本酒になります（日本酒は、ダブル発酵品です）。酒に酢酸菌がつくとお酢になる。麦と大豆に麴菌をつけ、塩分に漬け込むと醬油になる。同じ麴菌でも最大温度37〜38度、湿度100％で生育させると「旨味」が出て、味噌になる。一方、最大温度42～43度、湿度100％から湿度を下げて40％ぐらいにすると「甘味」が出て日本酒になります（『発酵文化人類学――微生物から見た社会のカタチ』小倉ヒラク／木楽舎）。腸内細菌たちも同じように、それぞれ個性豊かに、たとえ力は弱くとも「世界に一つだけの花」として異彩を放ち、その集団全体の大きな力をつくり出すことで、それぞれが生きながらえています。腸内細菌たちの「幸福」はそんな形で実現されています。その恩恵に私たちも浴しています。というか、私たちもこの代謝ネットワークの中の一人のメンバーとして生きているのです。

贈与と「幸福」――不等価交換の意義

腸内細菌たちは、エコ社会において、自分の代謝物をお互いに交換しながら「幸福社会」を営んでいます。自身を発酵デザイナーと称する小倉ヒラクさんは、この微生物の共生について、文化人類学の大きなテーマで挙げる「贈与」と「交換」との類似性を指摘しています。文化人類学の先駆者、ブロニスワフ・マリノフスキが著書『西太平洋の遠洋航海者』（増田義郎訳／講談社学術文庫）において記述した、ニューギニア島東部沖のトロブリアンド諸島に住む様々な部族たちが実施していた「クラ」という「交換」の風習を挙げています。そこには、資本主義、貨幣経済が生活の基本となっている我々にとってはまったく異質の社会の在り方が示されています。彼らは、部族単位で、腕輪と首飾りを交換します。腕輪は、交換の方向が自分の住んでいる土地から見て反時計回りの土地の部族に贈られ、首飾りは、時計回りに贈られる。大切なことは、贈られれば、贈った部族に必ずお返しをしなければならないということ、そしてお返しは、決まったものではなく、もらったもの相当、あるいはそれ以上と思われるものを必ず返すことになっています。すぐに返す必要はなく、相当のものが用意できない時は、とりあえず「つなぎ」のものを贈りますが、それはあくまで「つなぎ」であることは相手も理解していて、ちゃんとしたものがそのうちに、贈られることを期待しています。贈るほうもその義務感を持っています。また、もらったものは、ずっと自分の手元に置いていてはいけない。そして、この一種の〝ゲーム〟は、一度参加したら、抜けることができないのです。

島に住む人たちは、新しい贈答相手をどんどん見つけていこうとします。こうして、「クラ」の交換の循環の輪は回り続けます。腕輪も首飾りも祭礼の際にごく一部の高貴な人が使う以外まったく使用することもない、生活にはまったく役に立たないものです。この風習は、大変大がかりなもので、複雑な規則が厳格に決められ、何千人という部族民が動員され、交換のために海を渡る時は大きな船も建造しなければなりませんでした。何の価値もない（と我々は考えてしまう）ものを相手に贈るためだけになされます。その結果、かえって生活がたちゆかなくなることもあるし、争いの原因となることもありますが、おおむね、この一見意味のない、生産的にも見えない風習は、彼らの社会に安寧と持続をもたらしました。

「クラ」の交換は、貨幣価値にもとづく、現代の私たちが行っている等価の物々交換の制度とはまったく次元を異にします。我々は自分が自分の生活で欲しいと思うものを、貨幣の力を借りて、相手の欲するそれ相当のものと交換します。相手の気持ちや相手から得たものが相手にとってどれほどの価値があったのかをいちいち慮る必要はありません。お金さえ出せば、なんでも手に入るし、誰も何も文句が言えないのです。しかし、「クラ」はまったくの不等価交換です。

文化人類学の大家マルセス・モースはその著書『贈与論』（吉田禎吾、江川純一訳／ちくま学芸文庫）において、なにがこうした交換を駆動しているのかを冷徹に分析しています。それは、「名誉」であり「面子」だとしています。いかに気前よく与えることができるか、ということが人々の「尊敬」を集めることにつながり、その結果、どれほど多くの人から贈答を申し入れられるのかが彼らの専らの関心事なのです。交易を盛んに行うニューギニアのポリネシアの人においてさえも、買うと売る、貸すと借りる、を表す言葉は一つしかなく、反対の行為が一つの言葉で示されていたそうです。彼らがモノを所有することは、それをほかの人と共有し、分配することを前提としています。「貯め込んだ贈り物は、与えるために存在する」という概念は私たちには理解しがたいものです。しかし、ほかの民族からたくさんのものが贈られているという状況そのものが、彼らを「陽気な気分に浸り、元気に溢れ、心が和む」ようにします。つまり「幸福」でいられるのです。「富む」ということは、「気前良くできること」であり、その時に「幸福」を感じ、彼らは興奮して踊りだします。逆に「贈答」の儀式で威信を失うことは、魂が失われる、人格をなくすることとして恐れられました。

結局「財欲」が「名誉欲」に代わっているだけじゃないかという批判もあるかと思います。しかし、合理主義、商業主義の果てに生まれた個人の利得至上主義とは次元が違うように思えます。個人が社会全体と切り離されてしまった現代社会において、人と人との「あいだ」にある幸せを考える時、彼らの儀式とそれに従って生きる彼らの生活姿勢とそれにより得られる感情は、大変参考になります。

市場原理とは異なる、贈与の仕組みで動く世界は「ギフトエコノミー（贈与経済）」と呼ばれます。お互いの代謝物を交換し合って全体として存続している腸内細菌の世界はまさにギフトエコノミーです。私たちもこのギフトエコノミーの中で腸内細菌と共生し健康を維持しているわけで、この姿勢は人と人との「あいだ」についても適応されるべきだと思います。

「超高齢社会」を迎え、日本の人口は縮小するなかで、その構成メンバーは高齢者にシフトしていきます。限られた人的資源をいかにシェアするかが深刻な問題となりつつある今、我々は、これまで意識することなくつき進んできた市場経済とは違った、ギフトエコノミーの視点を新たな原動力にする時期にあるのではないでしょうか。

なぜ節分に豆を撒くのか？──「鬼は内、福は内」！

なんでも食べることができる私たちは、いかにして、共生している腸内細菌に、彼らが喜ぶような贈り物をすればいいのでしょうか？

節分では私たちは豆を撒き、そして自分の今の歳より一つ多い豆を食べて、元気で一つ歳を取れたことを慶びます。豆は、「魔目」ということで、健康を害する鬼の視力を奪いその力を削いで元気を維持する、という言い伝えもあります。豆は昔から健康の象徴です。

実は、腸内細菌たちは、豆が好きなのです。食物繊維（難溶性多糖）は、タンパク質、脂肪、炭水化物、ミネラル、ビタミンにつぐ第六の栄養素といわれています。健康維持にとって大切であるにもかかわらず、我々は摂取基準値（男性24〜27グラム、女性19〜21グラム）を摂取できていません。食物繊維を私たちは消化することができません。つまり直接の栄養素にはならないのです。それにもかかわらず健康にとって大切だといわれるのは、食物繊維が、腸内細菌たちのエサになるからです。食物繊維は、豆類、穀類（未精製）、野菜（ゴボウ、タマネギ、大根）、ナッツ、果物、海藻などに豊富に含まれています。昔の人は健康に豆が大切であることを知っていたのかもしれません。

昔から、土地が〝やせて〟きたら、大豆を植えるとふたたび土地が〝肥えて〟くるといわれます。これは植えた大豆の根をエサにして、腸内細菌と同じ仲間である土の中の微生物がふたたび活性化するからです（「おわりに」参照）。

私は腸内細菌が喜ぶ食事として「縄文式整腸法」をテレビ番組で提案しました。縄文時代の人が食べていたであろう食事がいいのではないかと話しました。縄文時代の人は、ともすれば野蛮で、その後に現れた弥生時代の人に比べて、生活のレベルも低いのではない

縄文時代は長く続いた

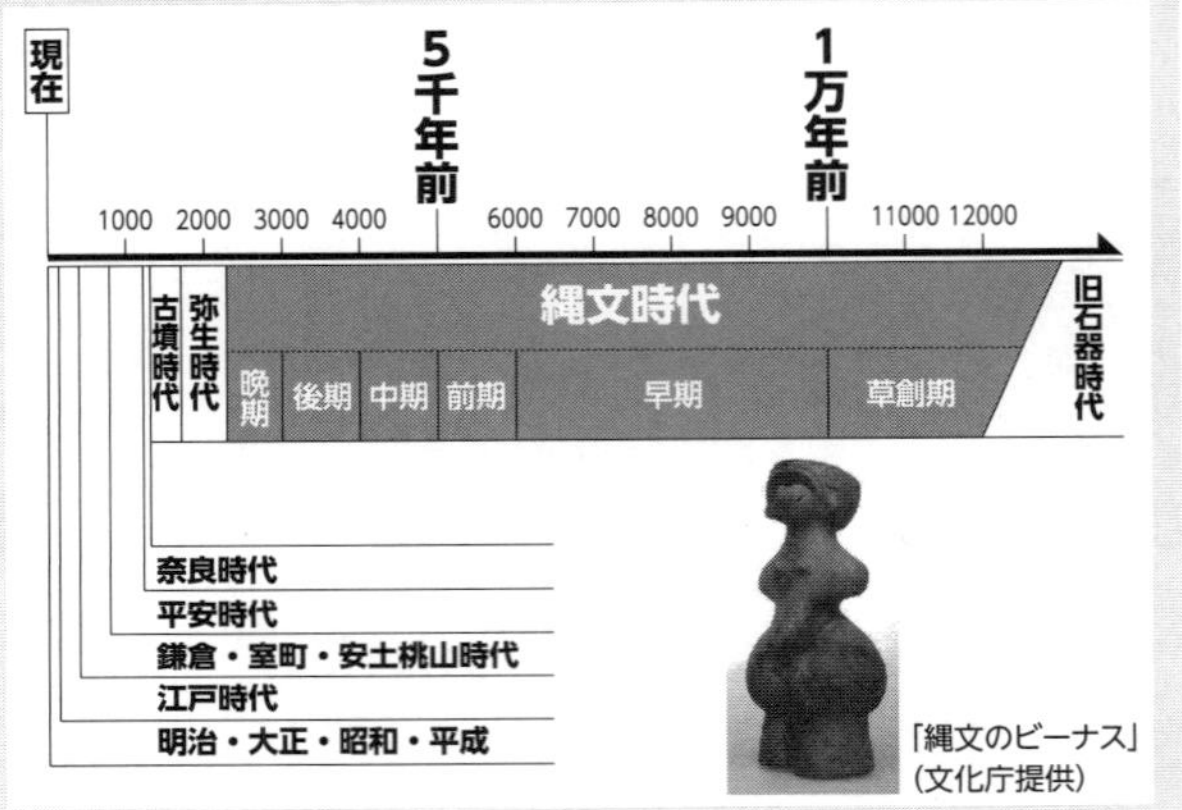

「縄文のビーナス」
（文化庁提供）

かと思われる方が多いと思います。しかし、実際は、縄文時代は、1万年以上前から3000年前ぐらいまで長きにわたって栄えました。その間、情感豊かで複雑な縄文土器がつくられ、「縄文のビーナス」や「仮面のビーナス」と呼ばれるような美しい土偶も多数つくられています（上の図）。また、青森県の三内丸山遺跡にみられるように、高層建築を建設することもできました。米作がない時代、狩猟生活を通して、彼らは、四季折々の旬のものを口にできました。貝、魚、クルミやクリ、獣肉などバラエティーある食材を手に入れました。コメ中心の弥生人より豊かな食生活でした。テレビ局の人につくってもらった「縄文式整腸法」の食事は、腸内細菌たちが欲する食物繊維が豊かな食材であるもずく、ナメコ、山芋、いくらなどをねばねば和えしたものです。大変美味しかったです。

奈良県天河村にある、奈良最大のパワースポット、芸能の神として知られる、天河大辨財天社では、節分の日に、「鬼は外、福は内」とは言わず、「鬼は内、福は内」と唱えます。この神社の境内に、鬼も招き入れて、誠心誠意、鬼を諭して改心させるという思いだそうです。

「内」と「外」の境目に生きている腸内細菌を私たちの味方にするように努力することは、「内」なる「福」をより大きくすることにつながると思います。

Column

百寿者の腸内細菌

齢100歳を超える方は百寿者（センチネリアン）と呼ばれますが、厚生労働省は2017年9月15日老人の日に百寿者の方が全国に6万7824人おられると発表しました。そのうち女性は、5万9627人と87・9％を占めています。やはり、女性ホルモンの威力は凄いと思われます。前年から2132人増え、47年連続増加しています。百寿者の数、その増加数ともに世界最高水準です。さらに、2017年中に100歳になる方も、3万2097人いらっしゃいます。

しかし、年齢が110歳以上の方は、スーパーセンチネリアンと呼ばれますが、全国に146人（2015年）しかおられません。生命寿命が延びているのは事実ですが、110歳以上生きるのには大きな壁があります。このあたりが、人間としての「種」の〝いのち〟の本当の限界なのではないかと思われています。スーパーセンチネリアンの方は、人間としての人生を〝生き切った〟方々と考えられます。

慶應義塾大学では、「百寿総合研究センター」が設立されており、私も関わっていま

年齢に伴う腸内細菌の組成変化

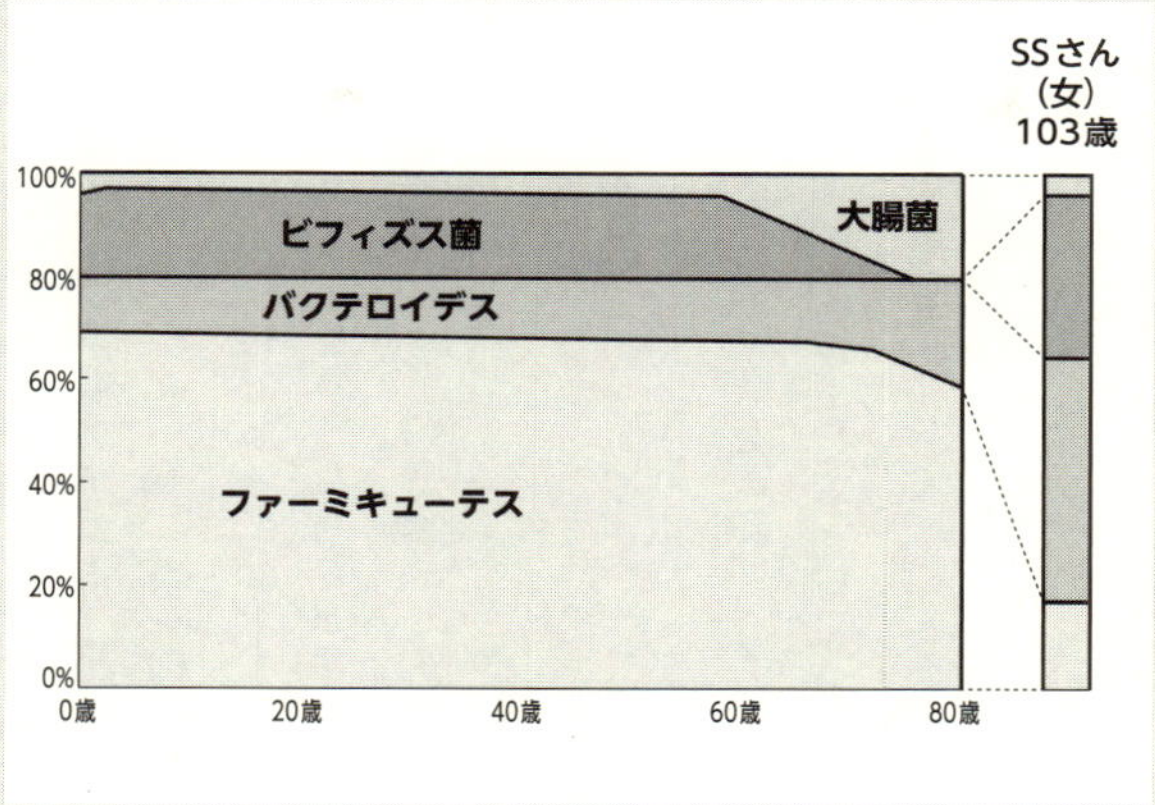

す。センターの広瀬信義特別招聘教授、新井康通講師のこれまでの地道で献身的な活動により、センターは、スーパーセンチネリアンのほとんどの方とコンタクトを持つことができています。

そしてその医療データ、血液などのサンプルを得ています。腸内細菌についても検討されており、その成果はそのうちに発表されますが、ひとことでいうと、彼らの腸内細菌は私たちとは異なる点が多いということです。例えば、一般的に、年齢とともにいわゆる悪玉菌といわれる大腸菌は増え、善玉菌といわれるビフィズズ菌は減っていきますが、ある百寿者の方では、そのようなことがありませんでした（前ページの図）。

長く生きると、腸内細菌も変わってしまうということももちろんあると思いますが、ひょっとすると、彼らは〝ある腸内細菌たち〟をもつことで長生きできたのかもしれません。そうした可能性を夢みて研究が続けられています。

テレビ番組で、なぜ彼らの腸内細菌が〝若々しい〟のか、コメントを求められました。もちろん正解を見つけるのは難しいのですが、私は、ある百寿者の方の生活に注目しました。その方（103歳、女性）は、毎日定時に起床し、おしゃれをして、決められた時間に雀荘まで自分で行き、持参弁当を食べ、気の合った仲間と談笑しながら、麻雀を楽しんでおられました。規則正しい生活、十分な睡眠、人目を気にできる、適当な運動をする、品目の多い食事を定時にとる、仲間がいる、楽しみをもつ、ギャンブル性のあることを嗜む――などホルモンバランスを保つ上でいいことをこの元気で美しいおばあちゃんは励行しておられました。このような生活態度に、健全な腸内細菌が宿り、そして健全な身体が培われるのではないかと思います。

第六章

「幸福」は時間の流れである——スウィートメモリー

「希《のぞみ》」

たのしみは　三人《みたり》の児ども　すくすくと　大きくなれる　姿《すがた》みる時
たのしみは　わらは墨《すみ》する　かたはらに　筆の運《はこ》びを　思ひをる時

（「独楽吟」橘曙覧）

「幸福」と「希望」——希望は「記憶」がつくるもの

「今とても幸せ！　時間が止まってほしい！」という気持ちになれている状態はたしかに「幸せ」なんでしょうが、そんな幸せは、実際は長くは続かず、すぐに色あせ、そしてやがて私たちは飽きてきます。やはり、「幸せ」は、今起こっていることにはなく、これからどんどん〝良くなっていきそう〟という予感、予想のなかにあるようです。ですから、今、他人から見て、あまり幸せでなくても、私たちは、幸せを感じることができます。「幸せ」は、「過去」よりこれからの「未来」がきっと良くなっていくだろうと感じる今にあります。「現在」における方向性、つまり〝上向きのベクトル〟に宿っています。「希望」こそが「幸福」です。

過去の「記憶」がないと、夢も希望も持てません。これから、果たして、今より良くなるのか、それとも悪くなるのか、それを比較する基準がないからです。人生のスケールをつくるためには、人生の始まりと、終わり（の前提）が必要であるとお話ししました。2017年に公開された映画『ブレードランナー2049』では、人に従順なアンドロイドロボットをつくるために、人間たちは、彼らに疑似の思い出を植え付けています。成人の形で製造され、製造番号で呼ばれる彼らにとっては幼い時の思い出はまったくないのですが、彼らに、「希望」をもって「未来」に活動させるための糧として、彼ら自身の「過去」の生い立ちが必要だと判断されたからです。

「過去」は「未来」を変える——年輪と法隆寺の連子格子

池田善昭さんは、福岡伸一さんとの対話において（『福岡伸一、西田哲学を読む』明石書店）、日本を代表する哲学者、京都学派の創始者である西田幾多郎の世界観では、未来と過去が「包み包まれる」関係にあるとしています。福岡さんにも難解と言わしめたこの概念を、彼は、年輪を用いて丁寧に説明しています。「現在」を生きる私たちは、「過去」は、時間がのっぺりと流れてきたと思いがちであるが、様々な天変地異があったはずで、その流れ方は一様ではなかった。年輪は、そのことを、その文様として今に語っている。このことは年輪が過去の記録であるということで、わかりやすいのですが、実はそのことを私たちが「現在」において感得しようとすると、私たちの「未来」の生き方にもその影響が及ぶと説明されています。「過去」のレファレンスがないと「現在」、そして「未来」はないということです。そして、そのようにして「未来」が作られる中で、「過去」の意味合いもまた書き換えられるとしています（と私は解釈しました）。たしかに、なかなか難しいです。

このことを私は、当代随一にして最後の宮大工棟梁、西岡常一氏の言葉で腑に落ちた気がしました（『木に学べ――法隆寺・薬師寺の美』小学館文庫）。棟梁は、法隆寺金堂の大修理や薬師寺金堂、西塔などの復元をされました。飛鳥時代に建てられた法隆寺が、なぜ最古の木造建築として1300年経ってもいまだにその姿を保ち続けていられるのか述べておられます。

まず建物に使われる木は、面白いことに、自分の生きた樹齢分しか持たないそうです。宮大工にとって、木といえばヒノキということで、ヒノキは実は世界中で日本と台湾にしか生息しません。その樹齢は非常に長く、台湾では今でも2000年以上の樹齢のヒノキがあるそうです。しかしただヒノキを使えばいいというだけではなく、一番大切なことは、

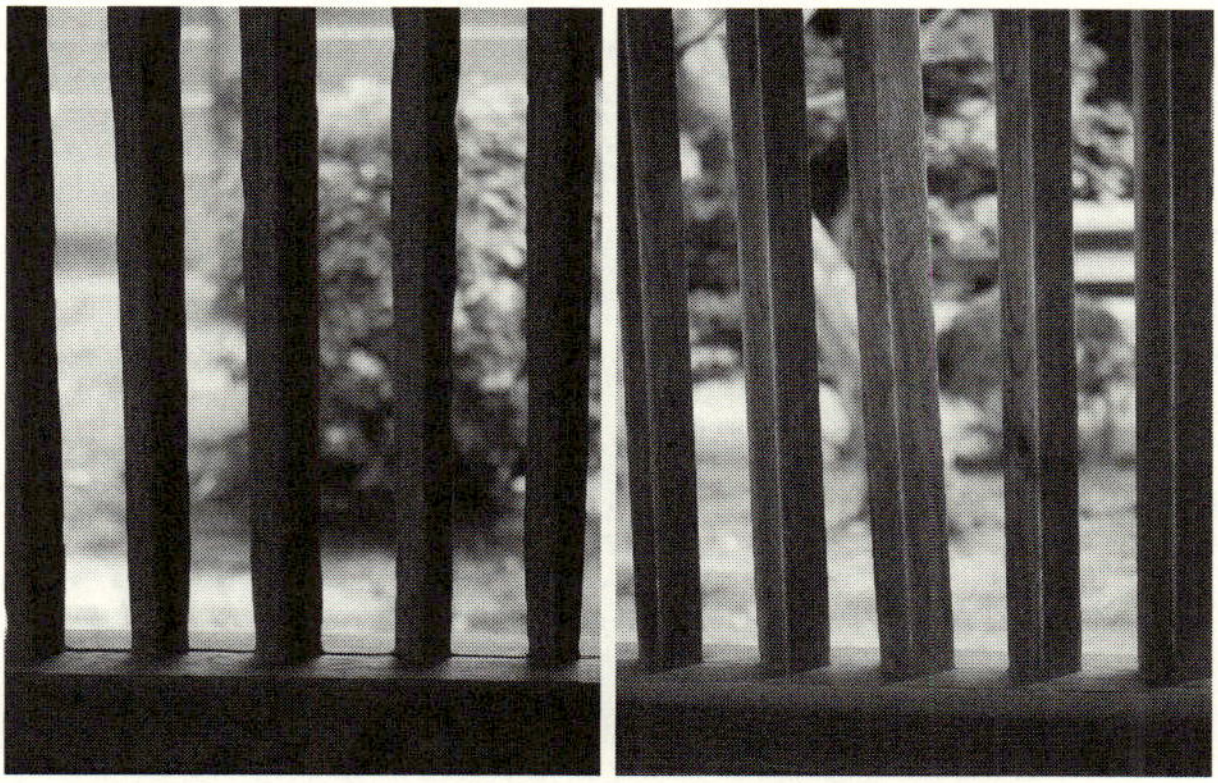

左が創建時、右が室町時代に改修された法隆寺回廊連子格子
（和田聖二氏撮影）

塔の木を組んでいく時に、寸法で組まずに「木のクセで組む」ことであるとおっしゃっています。どういうことかというと、上の2枚の写真はともに法隆寺の回廊の連子《れんじ》格子ですが、左は創建当時のもの、右は室町時代に改修された時のものです。右は、カンナをかけて一律すべて同じサイズでまっすぐにしてあります。大変美しいです。一方、左は、木を割って作ったもので大きなものも小さなものもあり、それぞれの特徴を見て、なんとか組み合わせてバランスを取っています。

しかし、どちらが長持ちするかというと、実は左のほうが長持ちします。なぜかというと、木は育っていた環境でまっすぐではなく右か左に曲がろうとする性格があります。その木のクセは切り倒されたあとも残っているそうです。室町時代のもののように、そのクセを無視して並べてしまうと、時間がたってくると間隔が不揃いになってしまいます。ところが、さらに700年以上前に作られている飛鳥時代のものは、等間隔を保っています。棟梁はこの木のクセを「木の心」と言っておられます。「木の心」を見抜いて建物に使っていくことが大切だと語っておられます。

「過去」に幾多のイベントを経験してきたヒノキは、その「記憶」を年輪としてその体に残し、生を終えたあとも、「未来」の長い時間にわたり、連子格子の形状として影響を及ぼし続けるのです。「木の心」は、これまでの1300年を生き抜き、これからの長い「未来」も続いていくと思います。

「時間」についてだけでなく、棟梁は、人とモノの「あいだ」についても意味深いことを述べておられます。使う道具について、棟梁は次のように語っておられます。いまは電気ガンナが発明されて、あっという間にどんな木でもブーンと簡単に削ってしまいますが、1週間でカビが生えてくることがあるそうです。電気ガンナは、回転で千切りにしているので、水がしみ込んでしまうためです。宮大工にとって一番大切な道具の一つに手斧がありります。手斧を使うとスカッと切れてそんなことは起こりません。さらに、棟梁は、電気ガンナと手斧では人間の気持ちがまったく違う、と言っておられます。電気を使っていたら、仕事に身が入らない、手斧は、刃が自分の足のほうを向いている、使うのには油断も隙もあったものではない。いつも、気をつけていないといけない。また、しっかりと木と向き合うための力もいる。手斧でつくられるこの姿勢が大切なのだと言っておられます。

この姿勢は、人と人の「あいだ」のうめ方にも通じます。私たち一人ひとりは、木と同じように育ってきた環境が異なり、それぞれのクセがあります。電気ガンナで、さっと同じようにそろえようとするのではなく、面倒くさがらずに、一生懸命にお互いそのクセを見つける努力をして、じっくりと「人間《ジンカン》」をうめることが大切です。そのようにして、自己を拡張していくことが「幸福」につながると思います。

体質は変えられる――エピゲノムの世界

「過去」の重みを受けて、どのようにして「未来」はデザインされていくのかの仕組みが、最近の科学で次第に明らかにされてきています。

生きることとは、親から子供へ、子々孫々、〝情報〟を伝えていく〝情報伝達ゲーム〟であり、この「種」の保存が、生きる目的であり、その実現のために「幸福」の感情が我々に実装された、と折にふれて私はお話しししています。

この〝情報〟が遺伝子であり、その本体はＤＮＡ（核酸）と呼ばれる物質です。１９５３年、ワトソンとクリックによりその構造が明らかにされました。ＤＮＡが遺伝子の本体であることがわかってみると、遺伝子が格納されている細胞が分裂して、私たちの体が常時リニューアルされても、遺伝子は、基本は、まったく同じものが複製されて、生きている間ずっと変化しないでいる、そして、自分の親のＤＮＡ、お爺さんお婆さんのＤＮＡも、ひいお爺さんお婆さんのＤＮＡも基本的には自分のＤＮＡと同じということがわかりました。

それではなぜ「進化」があるのかというと、遺伝子が複製する過程で、ランダムに（でたらめに、ということです）突然変異を起こす。そこには何の理由も感情もない。そして、たまたま、生きていく上で都合のよい突然変異が起こった場合、そのＤＮＡを持った生物が、幅を利かすようになると考えられました。この考えは、前に述べたダーウィンの自然淘汰説に遺伝子の淘汰の概念を入れたもので、ネオダーウィニズム（新ダーウィン主義）と呼ばれるものです。

これでは、生きていく中でいくら頑張っても、もともとの遺伝子が変わらない以上、

「進化」は望めないことになります。私たちの一生の有り様も遺伝子に支配されることになります。

世間では、人格や能力の形成における「氏」と「素性」の問題がよく取り沙汰されます。「氏」は「生まれ」〝血筋〟ということで、本人の努力ではどうすることもできないもの、「素性」は「育ち」ということで、環境、立場や努力などで変更可能なことの代名詞として用いられています。ネオダーウィニズムにおいては、この二つは相いれないもの、対立するものとなりますが、実は、そうでもないということがわかってきたのです。

ＤＮＡに書かれた〝情報〟そのものに変わりがなくても、生まれてからの様々な状況によって、その遺伝子の働き方が変わり、あたかも違った遺伝子を持っているかの如く振舞うことができるようになる、ということが明らかになってきました。私たちの「体質」は、持って生まれたものではありますが、生まれてからの努力で、体質の改善ができるということです。この現象は、「エピゲノム」制御と呼ばれています。ゲノムというのは、「遺伝子」を意味し、エピは「その上」ということで、エピゲノムは遺伝子そのものではなく、それ以外のやり方で遺伝子の機能を調節する仕組み、あるいは、遺伝子を超えた仕組みということです。

ＤＮＡを一本の糸に考えると、ＤＮＡの糸は、糸巻きに相当するヒストンと呼ばれるタンパク質に巻きつけられています。遺伝子ＤＮＡは糸巻きに巻きついている間はその機能は発揮されません。糸巻きから糸がある程度ほぐれることで遺伝子は働き始めます。ヒストンはまさに糸の巻きつき具合を調節するタンパク質で、遺伝子の〝情報〟の読まれ方をコントロールしています。ＤＮＡそのものやヒストンに、炭素や酸素、水素からできているメチル基、アセチル基などとよばれる有機分子（結合する物質）がくっつく、あるいはくっついていたものが離れることで、糸巻きのほぐれ具合が調節されて遺伝子の働きが変わることがわかってきました。これが、エピゲノムによる遺伝子機能コントロールの本体です（左の図）。

大切なことは、こうした分子が遺伝子にいったんくっついたり離れたりすると、その変化は、かなり長い時間、時には一生涯に及ぶこともあるということです。若い時に起こった遺伝子の働き方の変化は、ずっと残ってしまうかもしれないのです。その仕組みはよくわかっていませんが、細胞が分裂しても、こうした変化は遺伝子の上に残るからです。

現在、過去、未来の三兄弟の顔はまったく同じではありません。ホルモンは、同じように「繰り返せる」こと、つまり「恒常性」を目指していますとお話ししましたが、時間

エピジェネティクスによる遺伝子の調節

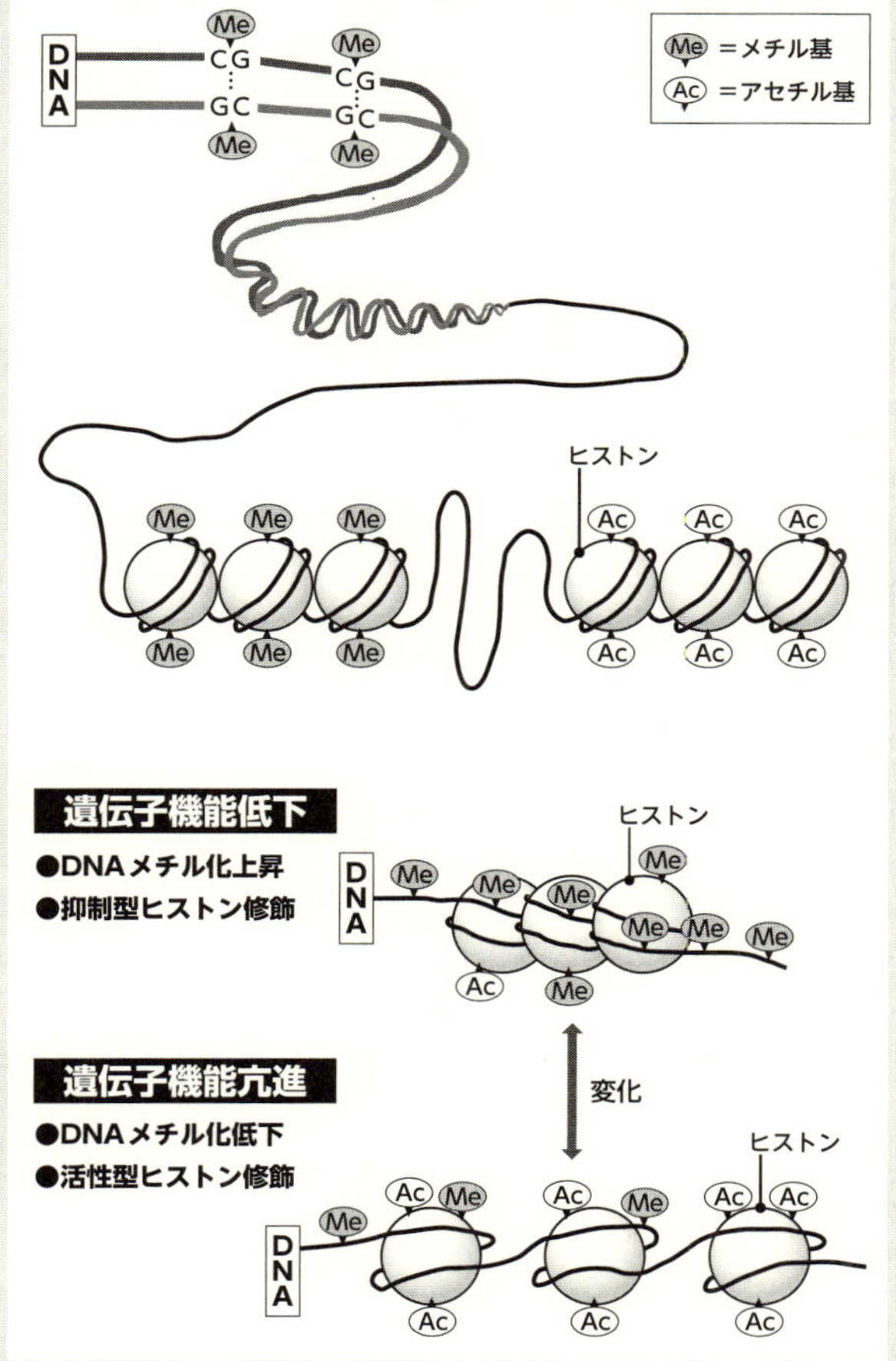

が過ぎゆくなかで、私たちは決して同じ状態ではいられません。どんどん成長し、そして老いていきます。螺旋階段を上っていく時と同じです。元のところに戻ってくることを何度も何度も繰り返しながら、知らない間に私たちのいる場所は元の位置とは違っています。それが生きているということです。時間の経過のなかで、同じことを繰り返すなかで、得られた〝情報〟を、親からもらった〝変えることができない〟遺伝子の中にどんどん「書き込んでいく」仕組みが、「エピゲノム」です。

日々の生活の中で得た「過去」の経験の蓄積、つまり「記憶」が私たちの「未来」を変えていきます。

「幸福」のトレーニング効果――「幸福」メモリー

「記憶」は脳の中に残るわけですが、どのようにして、日々の刺激が神経に伝えられて、一時的に神経を「興奮」させることが、刺激が消えたあとにも、神経の中に〝思い出〟として残るのかについて、エピゲノムの立場から研究が進んでいます。

ある刺激により、ある神経が興奮して、一種のホルモン（神経伝達物質と呼ばれます）が分泌されます。この物質が、別の神経の受容体に働きかけて、その神経の興奮を起こします。すると、その神経も、電気信号を発して、神経伝達物質を分泌して、さらにほかの神経を興奮させるということが順次起こって、情報が、あっという間に、神経間を伝わっていきます。このようにして一時的な刺激により起こった神経の興奮が繰り返される中で、神経伝達物質の受容体の遺伝子などに、エピゲノム変化が起こります。その結果、受容体の性質が次第に変化していきます。こうして、その神経の興奮の〝感受性〟が高まります。この神経の感受性の変化が「記憶」の本体です。

第四章で紹介した私の同級生、定藤君は、幸福の記憶について面白い研究をしています。一時的に「幸福」だなあと思うことが続くことで、「幸福」と感じやすい脳の〝体質〟がつくられる可能性を示しました。すなわち、何度も何度も、「幸福」だと感じる神経の興奮が繰り返され、神経の電気活動量が多くなっていくと、「幸福」と感じる大脳の神経の重さ自体が、それにつれて大きくなっていき、「幸福」を感じる閾値《いきち》が下がる、つまり「幸福」の感受性が高まることを明らかにしました。「幸福」を感じることに、トレーニング効果があるかもしれないのです。「過去」において「幸福」と感じることを積み重ねると、「未来」に、より頻回に、そして大きな「幸福」感を得ることができるのです。「過去、そして、今、幸せ！」と思うことが将来の「幸せ」をつかむことにつながるのです。

ではないかという研究をしています。

塩分メモリー――「臓器の記憶」

記憶は脳の中に宿るものですが、私たちは、記憶は脳以外の臓器の中にもつくられるのではないかという研究をしています。

いわゆる生活習慣病のなかで最大の疾患は高血圧であると考えられます。高血圧が制圧された時の死亡数の減少効果は、タバコをやめた時の効果に次ぐ大きさであることが試算されています。高血圧は、塩分の取りすぎが最も大きな要因です。最近は肥満の人が増え、肥満による高血圧が深刻となっていますが、肥満の人は、同じだけ塩分を取っても普通の人に比べ血圧がより上昇します。個人差はあるものの、塩分を取れば取るほど血圧は上昇します。

私たちは、「過去」においてたとえ一時的にでも多くの塩分を取ってしまうとその「記憶」が体に残って、塩分の過剰摂取をやめても、ずっと血圧が上昇したままになる現象を動物実験で見つけました。すなわち、左の図に示すように、「高血圧自然発症ラット(spontaneously-hypertensive rats; ＳＨＲ)」という遺伝的に高血圧になり、最後は脳卒中で死んでいく日本で開発された高血圧ラットに対して、まだ血圧が上がりきっていない時

高食塩食の「記憶」は体に残る

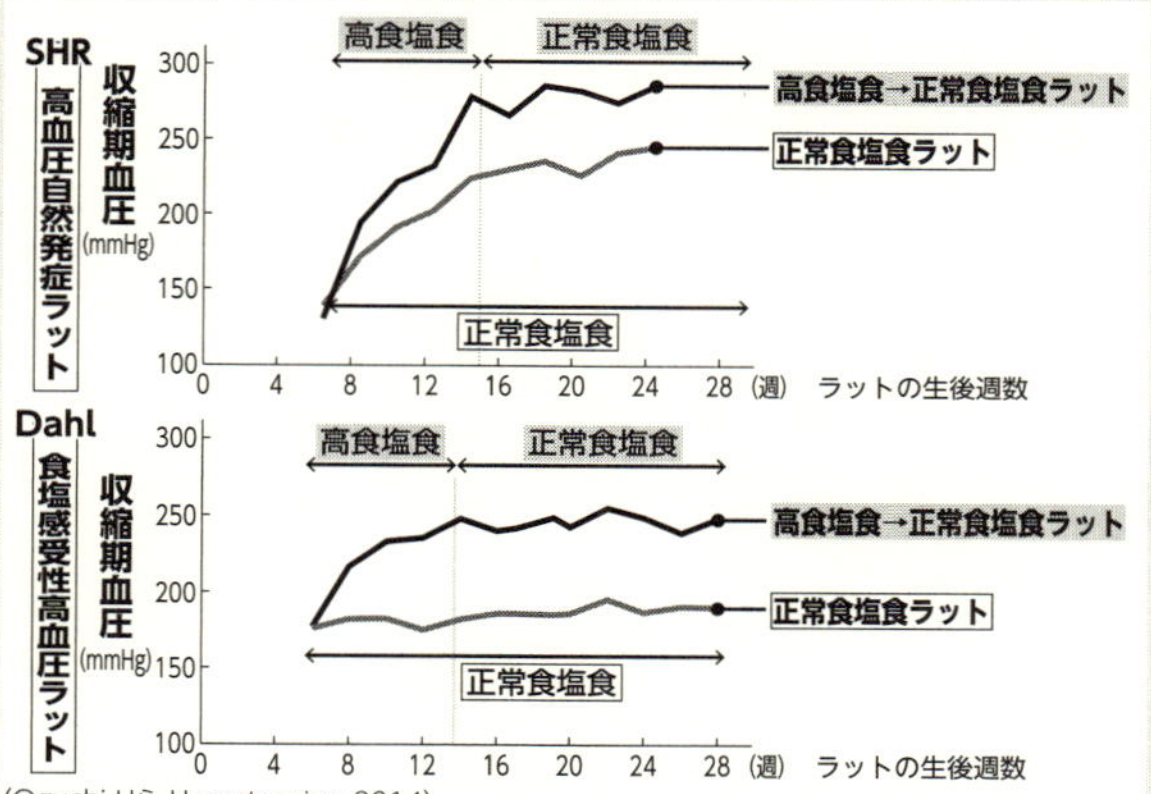

(Oguchi Hら Hypertension 2014)

期（人間でいうと、学童期から成人したあたりの時期）に、高食塩食を与えると、当然、高食塩食投与中は、正常食塩食を与えたラットよりさらに血圧が高くなりましたが、そのあと、正常食塩食にもどしても、この増悪した高血圧の状態は維持されたのです。一時的な高食塩食による持続的な血圧上昇効果を私たちは、「塩分メモリー」と呼んでいます。塩分メモリーは、ほかの種類の高血圧ラットでも確認されました。すなわち、「ダール（Dahl）食塩感受性ラット」は、もともと腎臓が悪いため塩分をたくさん取った時に高血圧になる動物です。高食塩食の摂取によりいったん血圧が上昇してしまうと、そのあと正常食塩食に戻しても

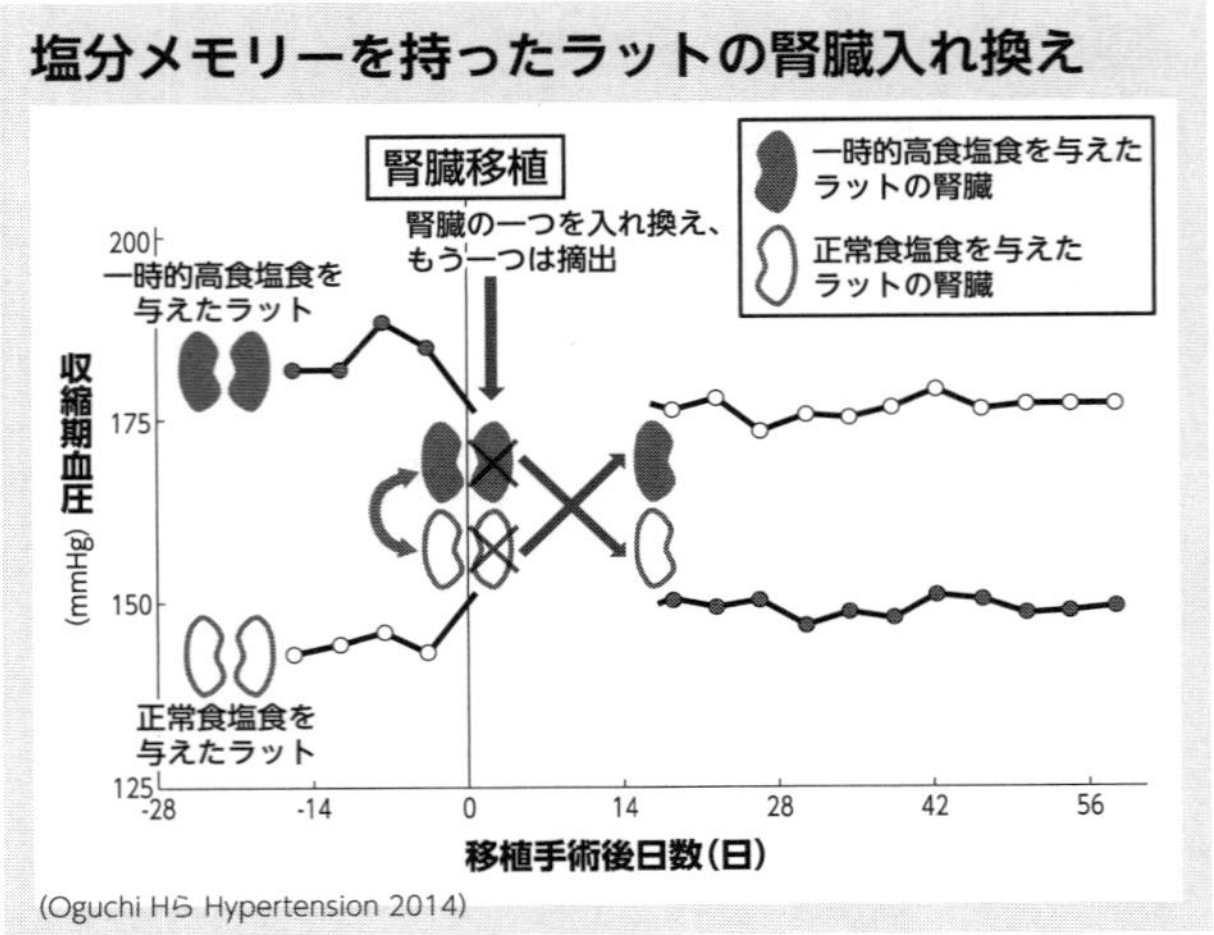

血圧は上昇したままでした。つまり、これら二種類の高血圧ラットで「塩分メモリー」をつくることができました。

さらに私たちは、この「塩分メモリー」が体の中のどの臓器に格納されているのかを検討しました。上の図は、ダール食塩感受性ラットを用いた実験です。図に示すように、一時的に高食塩食を与えその後、正常食塩食に戻しても、ずっと高血圧になっている、いわゆる「塩分メモリー」を持ったラットの腎臓を、ずっと正常食塩食を与えられ血圧が正常のラットに移植すると、このラットの血圧が上昇し、高血圧になりました。逆に「塩分メモリー」がある高血圧のラットに、血圧が正常なラットの腎臓を移植すると、血圧は正常化しました。つまり、「塩分メモリー」は腎臓というたった一つの臓器の中にあったのです。このように、脳以外の臓器も「過去」の出来事を覚えていて、その影響が「未来」に及ぶと考えられます。私たちは、この各臓器に刻み込まれた「記憶」を「臓器の記憶」と呼んでいます。

「塩分メモリー」を持った腎臓を調べてみると、腎臓の中の血管や、ミトコンドリアが豊富で代謝が盛んな「尿細管」とよばれる部位にエピゲノム変化が生じていました。

治療の記憶——高血圧をメモリーで治す

私の教室の高血圧研究チームは、高血圧の治療についても、メモリー効果があることを見いだしました。

先に書いた高血圧ラットのSHRを用いて、まだ血圧が上がりきっていない、生まれてから3週間から10週間目の間にアンジオテンシンと呼ばれる血圧を上げるホルモンの作用を抑える高血圧の薬を投与して血圧の上昇を抑えました。すると、その後、治療を止めても、血圧は下がったままでした。つまり〝一時的な治療〟によって、その後の高血圧の発症を抑えることができたのです。一時的な高血圧治療が予防効果を示したのです。

ラットの高血圧治療の記憶

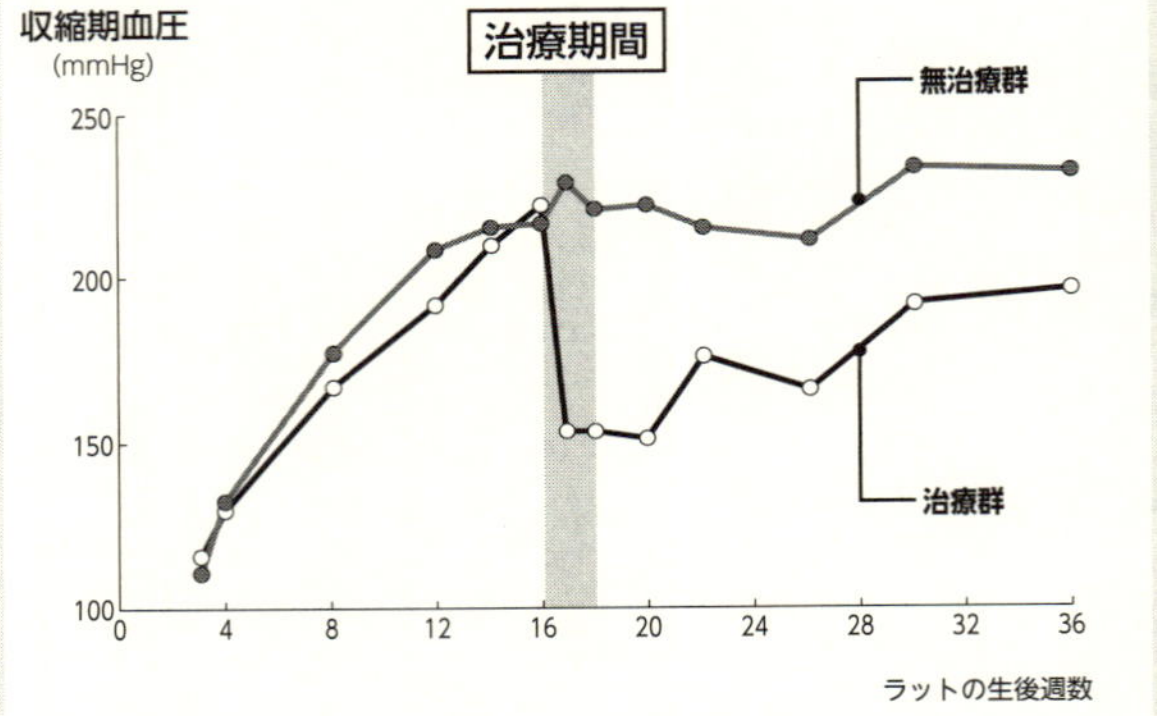

(Ishiguro Kら Hypertension 2009)

今度は、さらに、この高血圧ラットの血圧が200㎜Hg以上に上昇し高血圧になってしまったあとでも、わずか2週間だけ、アンジオテンシンを抑える薬剤を投与して高血圧を治療したところ、そのあと、やはり薬を止めても、血圧は低いままでした。つまり、高血圧が〝治ってしまった〟のです（上の図）。

高血圧は、原因不明のケースが9割です。ですから、高血圧の薬は、一生飲み続けないといけないことが多いです。高血圧の患者さんに「そろそろ血圧の薬を始めましょうか？」とお話しすると、ほとんどの患者さんは、「高血圧の薬は飲み始めると一生やめられないんでしょう。それなら、もう少し悪くなってからにしてください」と言われます。しかし、早期の〝いい時期〟に、高血圧の治療をすると、その治療のメモリーが体に残って、血圧が下がった後、薬を止めても高血圧が再発しないかもしれない、ということをこの実験は示してくれています。

私たちは、果たしてこうした高血圧治療のメモリー効果が人間でも認められるかを確かめる臨床試験を行いました。高血圧になったばかりの患者さんに1年間だけ高血圧の薬を飲んでもらって高血圧を治療して、その後薬を飲むのをやめて、果たして高血圧が再発するかどうかを確かめる臨床試験（STAR CAST試験）です。その結果、人間でも、高血圧の治療のメモリーが残って、治療をやめても、高血圧の再発が抑制できるかもしれないという結果が得られました。こうした「記憶」を利用した「未来」の出来事を操作する医療については、最終章でもう一度お話しししたいと思います。

健康増進のための「カメさん方式」と「うさぎさん方式」

「腹八分目がからだにいい」、ということは、かなり市民権を得てきています。2010年、拙著『臓器は若返る』（朝日新書）において、私は、腹八分目つまり、摂取カロリーを7割から8割ぐらいにすると、下等動物からおそらくサルまでのすべての生物において、老化で起こってくる疾患（がんや糖尿病、認知症など）が減り、寿命が延びることを取り上げました。そしてその効果をもたらす物質として、「サーチュイン」と呼ばれる酵素に注目し紹介しました。サーチュインは〝長寿遺伝子〟といわれることがあり、現在までに7種類見つかっています。「Sirt6」とよばれるサーチュインの遺伝子をなくしたマウスでは、寿命が短くなることが報告されています。サーチュインは、カロリー制限で活性化し、過食や肥満でその作用が低下します。

私が、サーチュインに注目したのは、代謝、エネルギー状態のセンサーであるNAD（ニコチンアミドアデニンジヌクレオチド）と呼ばれるビタミンの仲間——前に述べたトリプトファンから合成されます——により活性化されて、そして、エピゲノム作用をもっていて、ミトコンドリアを元気にするからです。これまでお話ししてきた、「幸福」のバイオロジーのエッセンスが詰まったような物質だからです。カロリー制限により寿命が延びることは、代謝、ミトコンドリア、そしてエピゲノムが、抗加齢、健康、長寿にかかわっていることを証明しています。

最近私は、カロリー制限とは違ったエピゲノムによる体質改善、長寿の方法にも注目しています。それは「断食」です。

カロリー制限と断食は、どちらも「食べない」ということで同じように考えられがちですが、まったく違ったものです。カロリー制限は、毎日コツコツ、食べる物を減らして頑張るやり方です。一方、断食は一定の期間、絶食をして、そのほかの時は、まったく普通通りに食べるので、トータルでは、まったく摂取カロリーは減っていません。つまりこの二つは別々なもので、健康長寿になるための「カメさん方式」と「うさぎさん方式」といえます（『腸！　いい話』伊藤裕／朝日新書）。どちらが効果的なのか、ということよりも、どちらを続けられるのかが大切です。個人の性格、都合によってどちらを選んでもいいと思います。

私たち慶應義塾大学では、「カメさん方式」「うさぎさん方式」とは、別のやり方を提案しています。最近の研究から、老化に伴って、サーチュインを活性化するＮＡＤが少なくなることが明らかにされました。私たちは、糖尿病により腎臓が悪くなると腎臓でＮＡＤが少なくなることを見つけました。それでは、このＮＡＤを補充してやれば老化が抑えられるかもしれないということが考えられて、いま世界中では、ＮＡＤのもとになるいくつかの物質を投与して、その抗老化作用を検討する激烈な競争が行われています。私たちのグループは、ＮＡＤになる前段階の物質ＮＭＮ（ニコチンアミドモノヌクレオチド）を、２

016年世界に先駆けヒトに投与する臨床試験を始め、今その効果を検討中です。

「絶食メモリー」

「断食」はこれまでいろいろなやり方で試されてきました。1日のうちに、8時間の間に限って食事を取る方法、週末土曜から日曜何も食べないやり方、医師の管理のもと、3日間、5日間(これが限度)水分、スープなどだけで過ごす方法などがあります。これらは、決して精神修行ではありません。一定期間、食をかなり制限することで、その効果が持続して、私たちの「体質」そのものが変わると私は考えています。

私たちはマウスを使った実験で、3日間の絶食、その後3日間食事を自由に取らせるメニューを4回繰り返しやりました。このやり方では、この「断食」マウスは、その間ずっと自由に食事を取っていたマウスに比べて体重は変わっていませんでした(マウスは、絶食3日間の後の3日間で、たくさん食べて絶食の間に減った体重を元に戻してしまいます)。それでもこのメニューを終えたあと、マウスのミトコンドリア機能は明らかに上昇していました。そして糖負荷検査をしてみると、血糖の上昇は抑えられ、インスリンの効き方もよくなっていました。

私たちを興奮させたのは、この断食メニューを終了したあとさらに、断食マウスに、1カ月間、高脂肪の食事を取らせ、断食を行っていなかったマウスと比べてみた結果です。断食を行っていなかったマウスは高脂肪食を食べてどんどん太りましたが、断食を経験したマウスでは、体重の増加が抑えられました。つまり「太りにくい」体質に変化していたのです。1カ月間の断食の影響が少なくとも、そのあとさらに1カ月間体に残っていたのです。私たちは、この「断食」による体質改善効果を「絶食メモリー」と呼んでいます。

そのメカニズムを私たちが検討したところ、ミトコンドリアを強くする遺伝子、脂肪を分解し燃焼させる遺伝子などにエピゲノム変化が起こっていました。間欠的な絶食は私たちの体質を変えるのです。私には、「断食」を若いころから行っている知人が何人かいます。顔つきがほかの人と違うと思っています。〝精悍《せいかん》〟な印象を受けます。60歳を超えた女性の方などは、まったくいわゆる美魔女です。

糖質制限ダイエットの真実——ケトン体の魅力

ダイエットのための糖質制限、低糖質食が注目されています。その是非が問われていますが、私は少なくとも肥満の解消には、糖質制限はかなり有効であると考えます。肥満は、脂肪がたまることだから、高カロリーの脂肪分を取るのはいけないと皆さんは直感的に思われますが、肥満の原因は、脂肪の取りすぎより糖分の取りすぎのほうが重大です。私たちが余分の糖分を糖分として貯蔵する（グリコーゲンとして）ことには限界があります。そこで、余分の糖分は、高カロリー物質としてコンパクトに細胞の中に貯蔵できる脂肪（中性脂肪）にすべて変えられて貯め込まれます。血糖が高いということがその刺激になります。ですから、食べ続けることが容易で（脂っこいものは食べ続けられません）、吸収のよい糖分を多量に摂取してしまうと、どんどん太ってしまうのです。

絶食してエネルギー不足になると、まずはグリコーゲンが分解されますが、それが尽きると、脂肪（中性脂肪）が分解され、脂肪酸になります。筋肉や腎臓では、脂肪酸が取りこまれて、ミトコンドリアの中でどんどんアセチルＣｏＡとなって、「呼吸」によってエネルギーに変えられていきます。脂肪は、同じ量の糖に比べて、３・３倍も多くのＡＴＰをつくることができます。しかし、実は脂肪を完全に燃やすのにはたくさんの酸素が必要で、骨が折れます。細胞に負担になります。たくさんの酸素が使われていると活性酸素という毒も生まれてしまいます。また脳は、脂肪からエネルギーをつくることができません。そこで、肝臓では、脂肪が分解される途中でできる、アセチルＣｏＡともう一つ炭素が多いアセトアセチルＣｏＡから「ケトン体」（アセト酢酸とβ-ヒドロキシ酪酸）と呼ばれる物質をつくります。このケトン体は、脳も利用することができ、また肝臓と赤血球以外では、あまり酸素を使わず、そこそこのＡＴＰをつくり出すことができます。ケトン体は〝お得な〟エネルギー源なのです。飢餓状態では私たちはこのケトン体を使ってエネルギーを得ています。こうして貯め込まれた脂肪（中性脂肪）はどんどん消費されていき、ダイエットができるのです。

腸内細菌は、短鎖脂肪酸をつくって私たちの様々な臓器の機能を調節しているといいました。ケトン体も、短鎖脂肪酸の一種です。面白いことに、こうした短鎖脂肪酸は、エピゲノム変化を起こすことができます。腸内細菌のつくる短鎖脂肪酸が、腸でのバリア防御において、免疫の記憶をつくり出していることが明らかにされています。ですから、「絶食メモリー」の少なくとも一部は、ケトン体のエピゲノム作用によりつくられると考えられます。糖質制限ダイエットにより生まれるケトン体の効用はこんなところにもあります。

100年人生――「幸福の遺伝」５割の壁

１９９０年代に衝撃的な研究結果が報告されました。すなわち、私たちが幸福だと感じる感じやすさの50％程度は、生まれつきの遺伝で決まっているというのです。この成果は、大きなセンセーションを巻き起こしました。しかし、これはある程度真実だと認めざるを得ません。いわゆる「楽天的な人」は「幸福」を感じやすいということは皆さんも同意されると思います。

セロトニンというホルモンは、〝足るを知るホルモン〟として紹介しましたが、セロトニンの作用が遺伝的に弱い人では精神不安定、うつになりやすく、「幸福」感を得ることが難しくなります。前野隆司は、著書『幸せのメカニズム』（講談社現代新書）において、1500人に行った幸せに関するアンケートの結果についてクラスター解析を行って、「そこそこで満足する人」つまりある程度〝アバウトな人〟のほうが幸せを感じることを報告しています。また、「外向的な人」、つまり社交クラブ、スポーツ、演劇、音楽活動などへ積極的に参加する人は幸福感や人生の満足度が高い、ということも知られています。枝葉末節にこだわりたがる人より、物事の関係性をとらえ、全体を俯瞰できる人のほうが、幸福度が高いともいわれています。

高血圧や糖尿病など、生活習慣病は、その名が示すように、生活習慣がその発症に大きな役割を果たしますが、最近の調査結果では、これら生活習慣病によって起こる心臓病や脳卒中の発症には、生活習慣の〝悪さ〟の影響は50％であって、あとの50％は、その人の遺伝的な背景（素質）によることが示されました。遺伝と生活習慣、つまり、〝氏〟と〝素性〟は同じぐらい我々の余生を決める病気に関わっていることになります。この事実の解釈は人によっていろいろになると思います。ある人は、生活習慣を修正すれば病気の半分はコントロールできるのだから、節制しなければいけないと思うでしょうし、別の人は、いくら頑張っても完全に病気を抑えることはできない、半分は、生まれながら、我々の運命は決まっていると達観して、何もしないでしょう。こうした生まれながらに備わった考え方の違い、性格の違いも、生活習慣の違いを生み、病気になりやすいかどうかに影響して、そして、「幸福」にも関係することになります。

いま欧米では「最初の1000日」の大切さが叫ばれています。受精して、「生」が始まり、子宮の中で胎児が育ち、そして出産してからの1000日間で、劇的にエピゲノム変化が起こり、その人の体質、性格に影響を及ぼすことが指摘されています。

ここまでお話ししてきましたように、遺伝と生活習慣はまったく別物ではありません。いい時期に生活習慣を変えることによって、遺伝子の働き方をかなり長い時間にわたって変えることができます。このエピゲノムの仕組みをうまく操ることによって、100年人生の「後半戦」における「幸福」を上手につくり出すことができる可能性があります。そして、このような生活姿勢を人々にうまく誘導できる医師こそが、これまでいなかった新しいタイプの、「幸せ」を生み出す〝いい医師〟（次章でお話しする「上医」）です。

次章では、人生の「時間」の流れを〝味方〟につけて、私たちの100年人生が少しでも「幸福」に向かっていくように、ナビゲーションするやり方、とくに、これからの病院とのかかわり方をお示しして、私のお話の締めとしたいと思います。

第七章

幸福人生へのナビゲーション

自分の意志の弱さに驚いた時私が思いついたイメージは、自分が象の背中に乗っている象使いであるというものだった。私は手綱を握り、あっちへ引っ張ったり、こっちへ引っ張ったりして、象に回れ、止まれ、進めなどと命令することができる。象に指令することはできるが、それは象が自分自身の欲望を持たない時だけだ。象が本当に何かしたいと思ったら、私はもはや彼にかなわない。

（『しあわせ仮説』ジョナサン・ハイト著、藤澤隆史、藤澤玲子訳／新曜社）

（口絵参照）

未病と「畏《おそ》れ」

唐の時代に孫思邈によって著された「備急千金要方」に、「上医治未病、中医治欲病、下医治已病」という言葉があります。医師を、上、中、下にランク付けして、その医療姿勢を説明しています。「上医はいまだ病まざるものの病を治し、中医は病まんとするものの病を治し、下医はすでに病みたるものの病を治す」としています。

「医師」はあくまで「病」を「治す」人間という前提に綴られた言葉です。これまで私たち医師は、病気が起こるのを〝待って〟いました。「患者さん」を治していました。患者さんが「病気になってくれないと」仕事が始まりませんでした。しかし、この普通の医師の姿勢では、「下医」でしかないと、大昔の中国の人は言い切っています。いま医療界では、まさに病が起こってくる時をいち早く見つけてその病気の〝萌芽〟を摘み取るように治すことの大切さが、ようやく、脚光を浴びるようになっています。これは、「中医」の姿勢です。この医療については、この後詳しく述べるとして、それでは、「上医」は何を治すというのでしょうか?

病気が起こっていない段階で「病」を治す、というのはちょっと想像しにくいのではないでしょうか。その〝こころ〟は、元気は、常に、病気を連れているということだと思います。この考えを先導するのが、医師たるものの役目ではないかと私は考えます。

仏教の言葉で、「生老病死」があります。ヒトとして免れることができない〝苦しみ〟、ということで、あの「四苦八苦」の四苦です。〝苦〟はどうしようもない、不可避という意味だと思います。四つの存在が人生そのものであり、生きることは、「病気」と不即不離だということです。

次ページの写真は、私の京都の家から近い、源光庵《げんこうあん》です。1346年(貞和2年)開基された曹洞宗の寺院で、本堂には、丸窓と角窓が並んでおり、それぞれ「悟りの窓」、「迷

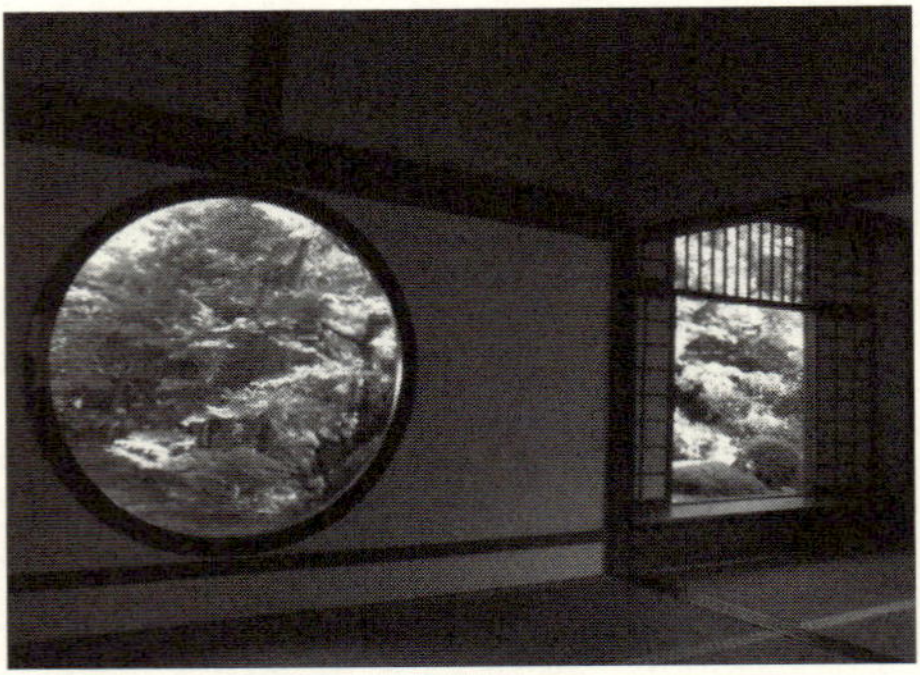
源光庵の丸窓と角窓（著者撮影）

いの窓」と呼ばれています。私には、「楽」と「苦」は並んでいるもの、苦があるから、楽（幸福）がある、というメッセージが込められているように見えます。

寺を訪れてみると、庭の風景をそのまま切り取り、部屋の絵画の一幅としている感がありました。さらに庭に出てみると、京都北山、鷹が峰の山々が遠望できました。このようにこの寺では、いわゆる「借景」を多層的に楽しむことができます。風物の立体的位置関係を巧みに利用した、「あいだ」の美しさを堪能できる私の京都お勧めスポットです（177ページも参照）。

拙著『からだに、ありがとう』の冒頭で、私は、大胆にも「健康長寿のたった一つの秘訣」として、「畏れ」ということを挙げました。

人間は本質的に楽天的です。これは「幸福」を常にのぞむためには大切な資質ですが、

「私は頭は別にして（笑）、体は大変丈夫、病気はほかの人に起こるもの」というのが、大半の人、とくに若い人の本音だと思います。自分ががんになるなんて……とがんを宣告された人は思うのではないでしょうか。しかし、二人に一人はがんになります。これは運動会で、紅組になるか白組になるかと同じ確率です。私たちは、がんになるのは当たり前、問題はいつ起こるかだ、と想定すべきです。

「一病息災」は真実です。一つ病気があると、私たちは、そのことが気になり足繁く病院に通うことが多い。そういう人は、頼りになる医者にかかってさえいれば（しかしこれが結構難しいです）、ほかの病気も見つかり早期に対応でき、健康で長生きできることが多いです。私は、常々、患者さんに、「病院に行く」ことが最も大切、どれほどうまく病気がコントロールされるかは、二の次であると言っています。

「無病息災」を願うのであれば、病気は常に起こることを覚悟する——つまり「畏れ」を持つことが大切であると思います。そこに「未病」があります。

中国の陳延之の著書『小品方』に似た言葉があります。「上医医国、中医医民、下医医病」（「上医は国を医し、中医は人を医し、下医は病を医す」）です。「医す」は「いやす」と読まれています。黒岩祐治神奈川県知事は、県の施策として、「未病」を唱って、健康寿命延伸を推進しておられます。「未病」は、国家のプロジェクトとして取りくむべき課題でもあると私も思います。国を挙げての私たち一人ひとりの意識の改革が望まれます。

先制医療──〝ポジティブ医療〟

いま、我が国の医療では、「中医」をなるべく「上医」に近いところにまで引き上げる医療に熱い視線が注がれています。「先制医療（Pre-emptive Medicine）」と呼ばれるものです。これは、私の恩師、京都大学元総長の井村裕夫先生が広められた考え方です。

オバマ前米国大統領は、2015年に「精密医療（Precision Medicine）」という考えを示しその遂行を号令しました。これは、ゲノム科学、IT・デバイス技術、そして、AIによるビッグデータ処理を三種の神器として、個々人の状態を精密に把握して、医療介入していこうという医療です。井村先生は、先制医療は、この精密医療の一つの分野であるとされます。先制医療は、精密医療に〝時間〟の要素を入れたものです。個々人について、病気の超早期の変化を、鋭敏に見つけ出し、本格的な病気にならないうちに、あるいは病気が始まっていても正常に戻ることができるうちに、医療介入していく医療です。

そのための、複数の遺伝子解析、血液や尿など簡単に採取できる臨床検体で測定することができるマーカー（項目）、現在使用されている臓器の〝形〟の変化を捉えるCTやPETを超える、臓器の〝機能〟の変化を検出できるイメージング機器の開発が進められています。いわゆる、非感染性疾患（NCD）である、がんや、アルツハイマー病、肥満・糖尿病などが有望な対象となっています。先制医療は、まさに、私の唱える「メタボリックドミノ」で、倒れるドミノの数が少ない段階でドミノ倒しを止めようとする医療です。

これまでも「予防医療」の重要性が叫ばれてきました。しかし、これは〝集団の医学〟でした。つまり、知られているリスクをいくつ持っているかで、スコア化されて、その点数で、将来病気になる「確率」はどれだけかを示すだけでした。この計算は、これまでの数多くの人々に関する統計から得られた数字を基にしたもので、〝平均的なヒト〟であれば、こうなるだろうという予測でした。しかし、平均的なヒトなど存在しません。私たちは、個々の人間として個人の事情をもって生きているので、一般的にどうなるかがわかったところで意味がない、「私はこれからどうなるの？」を教えてほしいのだと誰でも思います。それが答えられなくては、誰も医者の言うことに耳を傾けません。

それを実現したいと考えるのが「先制医療」です。集団の予防医学ではなく、個の予防医学であり、井村先生は、精密予防、Precision Preventionとも言えるとおっしゃってい

上医・中医・下医と「常若」

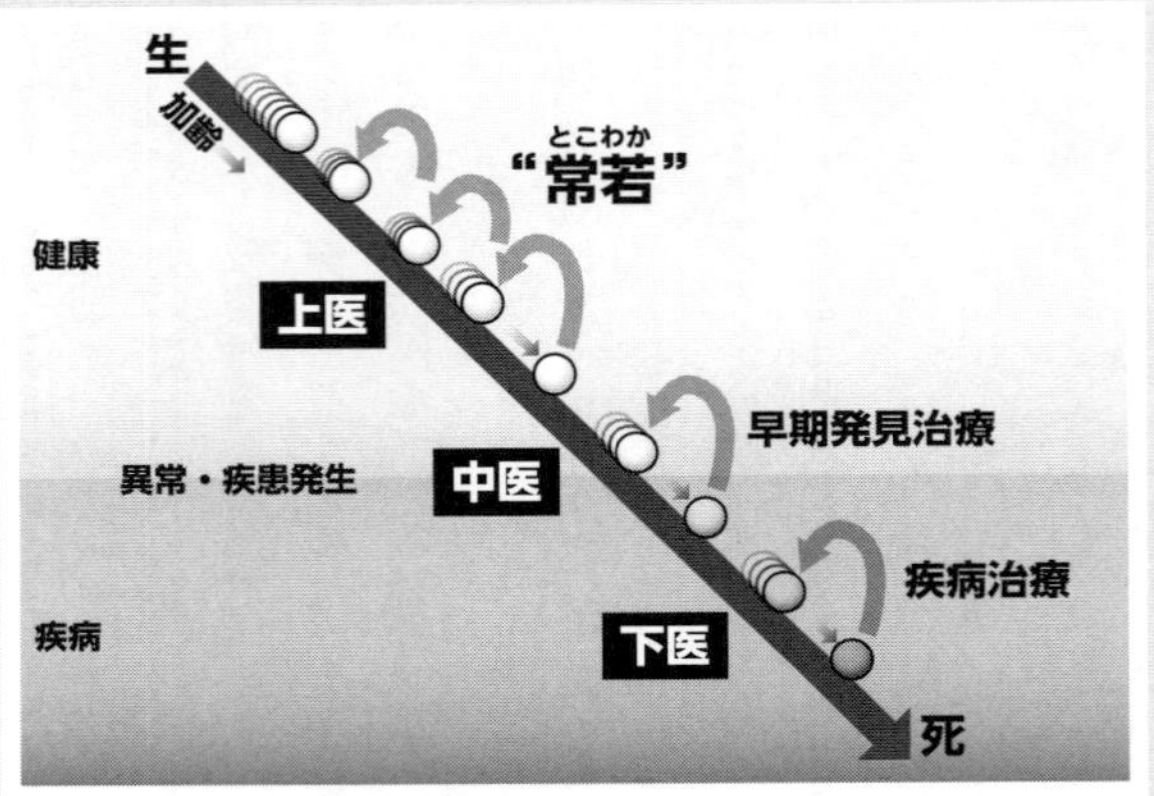

ます（『健康長寿のための医学』井村裕夫／岩波新書）。

「下医」の医療は、病気が起こり、体の具合が悪いことを本人が自覚した段階で介入するもので、マイナスになった体をそれ以上マイナスにしない、あるいはマイナスの度合いを減らす医療です。「中医」の医療は、いまはまだ普通だと本人が感じていても、少し悪くなった状態を敏感に見つけ出して、ゼロに戻す医療です。これはホルモンの持つ「フィードバック」機構に通じます。「上医」の医療は、ゼロのままになるべくいられるようにする、普通なら、どんどん下がっていく心身をそのままの状態にする、あるいは、場合によっては今以上に闊達にするものです。ホルモンの「フィードフォワード」機構と似ています。これは、人生の流れからみればむしろ、ポジティブに流れを持っていくもので「ポジティブ医療」といえます（右の図）。日本に古来からある「常若《とこわか》」の精神です。「幸福学」では「ポジティブ心理学」が主流となっています。自分の心と体にポジティブなイメージをもつことが「幸福感」につながることが主張されています。先制医療は、「ポジティブ医療」がそのゴールにあります。

AIは個人を「幸福」に導けるか？

第二章では、AIで「幸福」を測れるのか？　AIは「幸福」を感じるのか？　という問題をお話ししました。最後にもう一度、今度はAIに「幸福」をつくれるのか？　という問題を考えたいと思います。集団について統計解析された数値を並べたてられて、節制しろと言われても現実感がないとお話ししました。しかし、AIによって取得、解析された、私たちの仲間、「種」の膨大なデータは、私たち個人の行く末を占い、そして、その方向を「幸福」にナビゲーションしてくれることに、確実に役に立つと思われます。膨大なデータをもとに、集団における個人の位置を正確に知ることは、そのデータの種類と数が大きくなればなるほど、個人にとって意味のあるものになります。その根拠の根底には、これまでとは比べ物にならないぐらいにＡＩ技術が進歩している事実とともに、私たちはやはり「人間」という「種」に属していてその枠内に収まるという真実があります。これまで、例外、変なヒトというレッテルを貼られた人がいても、その人の置かれた状況が詳しく把握できればできるほど例外ではなくなってきます。

一方、「人生、出たとこ勝負、先が読めない」ところに希望があり、幸福があるとお話ししました。ＡＩで自分の将来がすべて予測できれば、夢も希望も無くなるのではないかと考えたくなります。このことに対する答えは、私にもはっきりとはわかりません。しかし、１００％的中する予想はやはり無理であって、より確からしいと思われる方向に自分を導き、〝ある程度〟その予想どおりに事が運んでいるという「記憶」は、その時々に「現在」の幸福を与え、そして、将来さらに予想の的中率を上げることにつながって、「未来」の大きな幸福をもたらすのではないでしょうか。

「これからの病院に行こう」

これからの医療は明らかに、「中医」そして「上医」を目指す方向に舵がとられると思います。そして、この態度は、医師のあるべき姿だけではなく、個人の姿勢、国のあり方となるべきです。新しい医療技術、機器を装備された病院が増えれば、そうした施設（それはもはやこれまでの病院とは呼べないかもしれませんが）には、積極的に通うべきだと思います。〝通う〟という言葉を使いましたが、これからは、実際に通う必要がなくなるかもしれません。私の内科では、腹膜透析を行っている患者さんが頻回に通院しなくてもいいように、コンピュータ通信で病院と患者さんの自宅を結び、我々医師が患者さんの様子を、ネットを介して観察し、お話をする〝遠隔医療〟をすでに始めています。また、ロボットを使って患者さんが医師に〝言いにくいこと〟を話してもらう、また、ロボットに触れたいだけ触れられる〝ロボット外来〟も、マツコロイドをつくられた大阪大学の石黒浩先生と共同研究で、もうすぐ始めます。

新しいタイプの病院、「幸福を摑み、創る施設」の創設を私たちは夢見ています。将来、そうした施設が身近なものになれば、ぜひ〝通って〟いただきたいと思います。

おわりに　奇跡のリンゴ：「腐る」と「枯れる」のちがい

『リンゴが教えてくれたこと』（日経ビジネス人文庫）は感動的なベストセラーです。作者の木村秋則さんは、「自然栽培」の提唱、実践者です。いまでは、木村さんは日本中、いや世界中の農園から招かれ、その栽培法を指導しておられます。肥料も農薬も使わずリンゴを育てることに11年間悪戦苦闘され、ついに立派なリンゴをつくることに成功されました。その間、〝害虫〟がリンゴ畑を荒らし、収穫できないだけではなく、周囲のリンゴ農家からも迷惑がられました。11年間かけて、木村さんは、リンゴが育つのを手伝ってくれる、いい「土」をようやくつくり上げました。「土」が肥えている、ということは、実は「土」の中に生息する「土壌細菌」が豊かであるということです。植物は独立栄養生物として、ほかの生き物を「食べなくても」生きていけるといわれますが、実は細菌たちがいないと、窒素を同化してアンモニアをつくることができず、うまく生きていけません。

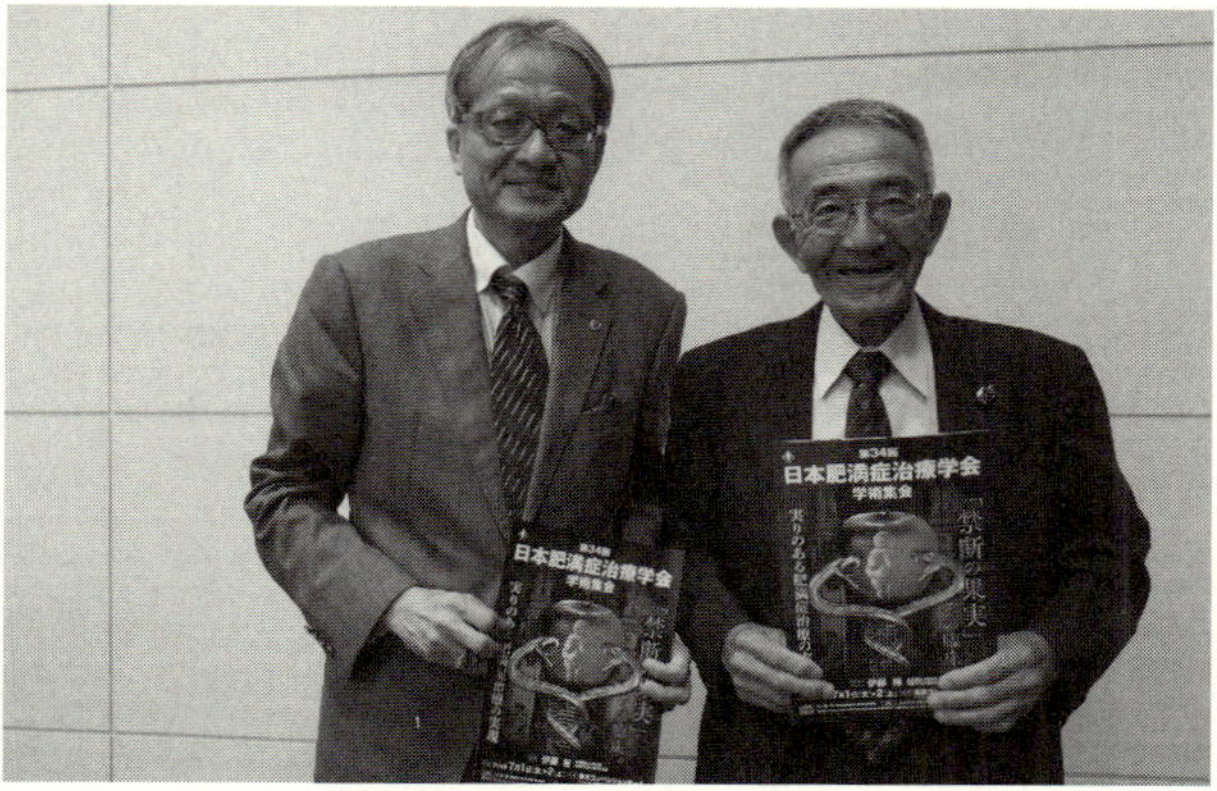

市民公開講座で木村秋則さん（右）と

私は、木村さんをお招きして、主催した日本肥満症治療学会（２０１６年）で「リンゴの絆――奇跡を起こす、見えないものを見る力」と題して市民公開講座を開きました（上の写真）。会場は満員、皆さん感動して会場をあとにされました。

木村さんは、「土の中の見えない世界が奇跡のリンゴをつくった」とお話しされ、私は、「おなかの中の細菌たちが健康な体をつくっている」として腸内細菌のお話をしました。

木村さんは、「自然のつくったものは枯れていきます。人のつくったものは腐っていきます」と言っておられます。害虫駆除として農薬を入れて、土壌細菌を殺したり、虫と土壌細菌のやり取りを狂わせると、一気にリンゴを腐らせてしまう、ということです。本来のリンゴの運命が全うできないのです。私も実際に、木村さんのつくられたリンゴを見ましたが、冷蔵庫に入れなくても、30日以上、悪臭もたてず、崩れることなく、原形をたもったままに、「しゅっと」形が小さくなって朽ちていきます。

「超高齢社会」を迎え、人生の終末への在り方は大きな課題です。この課題を考える時、私は、この「腐る」と「枯れる」の違いがとても大切だと思っています。巷では、「ピンピンコロリ」がいいといわれています。しかしこれは、医療の現場にいる人間から見ると、非現実的だと言わざるを得ません。

「ピンピン」している時は、なかなか「コロリ」とはならないし、そうなりたいとも思えません。うまく人生を終えるというのは「枯れていく」ということなんだと、私はこれまで私の患者として亡くなられた人たちを見て思います。

人にとっての「自然栽培」とは何かに思いをはせることは、昨今問題となっている「尊厳死」を考える上でも意味のあることだと思います。「健康寿命の延伸」といわれますが、「健康」であることが、いつまでも延び延びになることはありません。だんだんと枯れていくことが自然です。このことは社会の持続性からも重要です。いわゆる「老衰」という病名で亡くなられた人の多い自治体ほど、高齢者1人当たりの医療費は低く抑えられているという事実もあります。

枯れていきながら、私たちは、生の尽きるまで、ずっと「幸せ」であるべきですし、そして「幸せ」が尽きる時に死を迎えるべきです。

伊藤　裕　いとう・ひろし
1957年、京都市生まれ。慶應義塾大学医学部内科学教授。京都大学医学部卒業、同大学大学院医学研究科博士課程修了。ハーバード大学医学部、スタンフォード大学医学部にて博士研究員、京都大学大学院医学研究科助教授を経て現職。専門は内分泌学、高血圧、糖尿病、抗加齢医学。現在、日本内分泌学会代表理事。高峰譲吉賞、井村臨床研究賞など受賞多数。著書に『臓器は若返る』『腸！ いい話』『なんでもホルモン』(いずれも朝日新書)など。

朝日新書
657

幸福寿命《こうふくじゅみょう》

ホルモンと腸内細菌が導く100年人生

2018年 3 月30日 第 1 刷発行

著　者　伊藤　裕

発行者　友澤和子
カバーデザイン　アンスガー・フォルマー　田嶋佳子
印刷所　凸版印刷株式会社
発行所　朝日新聞出版
〒104-8011　東京都中央区築地 5-3-2
電話　03-5541-8832（編集）
　　　03-5540-7793（販売）

Published in Japan by Asahi Shimbun Publications Inc.
ISBN 978-4-02-273757-1
定価はカバーに表示してあります。

落丁・乱丁の場合は弊社業務部(電話03-5540-7800)へご連絡ください。
送料弊社負担にてお取り替えいたします。

朝日新書

児童虐待から考える
社会は家族に何を強いてきたか

杉山 春

年間10万件を突破し、児童虐待は増え続けている。困窮の中で孤立した家族が営む、救いのない生活。そこで失われていく幼い命を、なぜ私たちの社会は救うことができないのか？　家族規範の変容を追いながら、悲劇を防ぐ手だてを模索する。

南北朝
日本史上初の全国的大乱の幕開け

林屋辰三郎

裏切りあり、骨肉の争いありと、約半世紀にわたり繰り広げられた南北朝の争乱。かつてない大乱の全体像と、当時を生きた人物の息づかいまでもが、手に取るようにわかる。「南北朝」入門書の決定版であり、日本中世史の名著が奇跡の復刻。

核と戦争のリスク
北朝鮮・アメリカ・日本・中国 動乱の世界情勢を読む

藪中三十二
佐藤 優

北朝鮮の挑発に翻弄される国際社会。激化するトランプと金正恩の言葉の応酬から戦争に発展するリスクはないのか。日本と韓国の核武装化はあるのか。中国、ロシアなど各国の思惑が錯綜し、緊迫する国際情勢を外交のプロが徹底討論。

小沢一郎の権力論

小塚かおる

「驕る安倍政権は必ず転ぶ！」。自民党から2度政権を奪い、一方では国家権力と対峙せざるを得なかった小沢一郎が、田中角栄時代から知り尽くす権力の「魔性」をすべて語る。「日刊ゲンダイ」記者が「剛腕」の胸の内を聞き出した！

京都ぎらい 官能篇

井上章一

あの古都は、まだとんでもない知られざる歴史を秘めている。千年「みやこ」であり続けた秘密は「京おんな」。その力で権力者をからめとってきた朝廷の手法は今にも脈々と伝わる。女性を磨いて舞台装置とする京都。日本史の見方が一変する一冊！

世界の未来

エマニュエル・トッド他

資本主義とグローバリズムが民衆を収奪し、ポピュリズムと分断、憎悪が世界を暗雲のように覆う……。民主主義が機能不全を起こす中で、歴史的転換期に入った現代社会。不確実な未来を見通すための確たるビジョンを提示する。これが「世界の知性」の答えだ！

北朝鮮核危機！　全内幕

牧野愛博

核戦争勃発か、回避か⁉　秒読みの針は刻々と進む。核ミサイル武装に狂奔する金正恩体制の正体とその狙いは？　米韓両国による「斬首作戦」の実行は？　日韓中を巻き込む恫喝外交の真相は？　北朝鮮当局筋に深く食い込む朝日新聞ソウル支局長が、徹底検証する。

語り継がれた西郷どん
発掘！　維新スクラップブック

一坂太郎

西郷隆盛を中心に幕末から西南戦争までの薩摩士族や、その伴侶らの証言を発掘し、同時代人の肉声から「西郷とその時代」を浮き彫りに。著者は古書店で偶然、明治維新の立役者らの記事を集めた明治の新聞スクラップブックを発見した。その驚きの中身とは。

脳から身体を治す
世界のエリートは知っている最高の健康法

久賀谷亮

いまアメリカを中心に世界で、「脳から体の不調を治す医療」が注目されている。明らかな問題が見つからないにもかかわらず、なかなか改善しない症状。その多くは脳に原因があった！　科学的根拠に基づいた「脳から健康になる」メカニズムを紹介。